ÉTUDES OTIATRIQUES

INTRODUCTION A L'ÉTUDE

DES

MALADIES DE L'OREILLE

L'ANATOMIE ET LA PHYSIOLOGIE

DE L'APPAREIL AUDITIF

ENVISAGÉES

AU POINT DE VUE DE LEURS APPLICATIONS PRATIQUES

PAR LE Dr A. COUSIN

ANCIEN INTERNE DES HOPITAUX ET LAURÉAT DE LA FACULTÉ
DE MÉDECINE DE STRASBOURG

Prix 1 f.

PARIS

LEFRANÇOIS, LIBRAIRE-ÉDITEUR

RUE CASIMIR-DELAVIGNE, 9 ET 10, PLACE DE L'ODÉON

1870

ÉTUDES OTIATRIQUES

INTRODUCTION A L'ÉTUDE

DES

MALADIES DE L'OREILLE

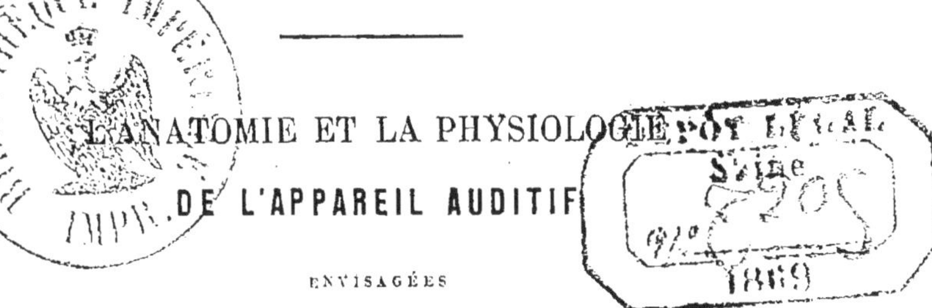

L'ANATOMIE ET LA PHYSIOLOGIE

DE L'APPAREIL AUDITIF

ENVISAGÉES

AU POINT DE VUE DE LEURS APPLICATIONS PRATIQUES

PAR LE Dr A. COUSIN

ANCIEN INTERNE DES HOPITAUX ET LAURÉAT DE LA FACULTÉ
DE MÉDECINE DE STRASBOURG

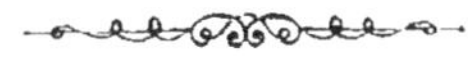

PARIS

LEFRANÇOIS, LIBRAIRE-ÉDITEUR

RUE CASIMIR-DELAVIGNE, 9 ET 10, PLACE DE L'ODÉON.

1870

ANATOMIE ET PHYSIOLOGIE

DE

L'APPAREIL DE L'OUÏE

On admet aujourd'hui en principe que pour étudier avec fruit les maladies dont peut être atteint l'un de nos organes, il faut, de toute nécessité, connaître la structure et la fonction de ce dernier; cela est surtout vrai quand il s'agit des organes des sens. — Mais les innombrables détails dont sont encombrés les meilleurs ouvrages classiques, n'ont sans doute pas peu contribué à éloigner les médecins d'une étude toujours intéressante et souvent utile : ne voulant ou ne pouvant pas isoler dans ce dédale ce que le praticien doit posséder, beaucoup restent dans un état d'indifférence, pour ne pas dire d'ignorance, préjudiciable à la science et aux malades.

Le but de ce travail est d'exposer sous une forme aussi claire et aussi concise que possible, sans détails superflus, les notions d'anatomie et de physiologie relatives à l'organe de l'ouïe qui offrent quelque importance, et de montrer les conséquences pratiques qui en découlent. Puissions-nous être assez heureux pour prouver ainsi aux incrédules que l'otologie, loin d'être comme on est trop porté à le croire, une science tout hypothétique où le charlatanisme a beau jeu, est au contraire, par les bases positives sur lesquelles elle repose, une branche importante de l'art de guérir, injustement négligée dans les études médicales.

PREMIÈRE PARTIE

OREILLE EXTERNE.

CHAPITRE I.

PAVILLON.

I. **Anatomie.** — Cette lame élastique, de forme ovalaire, dont la surface est si singulièrement ondulée, représente la partie évasée, le *pavillon* du cornet acoustique qui se rencontre chez tous les mammifères à respiration exclusivement aérienne (1).

L'étude approfondie de sa structure offre peu d'intérêt : il se compose essentiellement d'une charpente fibro-cartilagineuse, de muscles intrinsèques, rudimentaires chez l'homme, et d'un tégument externe qui adhère intimement aux parties sous-jacentes.

Le pavillon variede forme et de dimension suivant les races et les nations; certaines habitudes et aussi l'hérédité, exercent sur cet organe une influence manifeste. L'angle sous lequel il s'insère à la tête est aussi variable que les individus : il peut être accolé immédiatement au mastos ou s'en écarter jusqu'à former avec la tête un angle de 40°

Au point de vue pathologique il convient de rappeler que le pavillon présente *presque* constamment chez les goutteux, des concrétions d'urate de soude qui siégent d'ordinaire au bord supérieur de l'hélix (2). — Troltsch a signalé l'existence fré-

(1) Breschet, *Études anat. et phys. sur l'org. de l'ouïe*, 1833, p. 14.

(2) Charcot, *Lec. clin. sur les mal. des vieillards*, p. 54. — Garrod, *The nat. and treat. of Gout*, 1859, London. — Charcot, *Gaz. méd. de Paris*, 1860, p. 487. — Troltsch, *Anat. de l'oreille*, p. 3, trad. par Van Bervliet. Bruxelles, 1863.

quente à la marge de l'hélix, chez des sujets non goutteux, de nodosités d'un volume variable, en partie mobiles dans le cartilage. — On sait d'ailleurs qu'il existe normalement des concrétions calcaires dans le cartilage auriculaire d'un grand nombre d'animaux (1).

Peut-on admettre avec M. A. Joux qu'il existe un rapport constant entre la forme de l'auricule et le caractère et les tendances des individus? — Cet auteur a résumé sa manière de voir à cet égard sous cette forme originale : « Montre-moi « ton oreille, je te dirai qui tu es, d'où tu viens et où tu « vas (2). »

II. **Physiologie.** — Les otiâtres et les physiologistes ont émis des opinions fort diverses touchant l'usage du pavillon de l'oreille. — Bartholin, Duverney, Valsalva, Haller, disent que la perte de cet organe, sans produire la surdité, amène une certaine dureté de l'ouïe; Ulhoorn et Wepfer, Itard (3) et Richerand, en contestent l'utilité.

Boerhaâve a voulu prouver, par de savants calculs, que les sons réfléchis par le pavillon vont se concentrer dans le conduit auditif où se trouve le foyer des différentes courbes paraboliques formées par les ondulations de la surface de l'auricule.

La finesse de l'ouïe serait en rapport avec l'angle d'insertion du pavillon sur la tête (Buchanam) et aussi avec les saillies et les dépressions de sa surface (Leschevin).

Selon quelques observateurs, les muscles dont nous avons signalé l'existence rudimentaire chez l'homme, auraient une certaine influence sur la manière de vibrer de la lame cartilagineuse; suivant M. Duchenne (de Boulogne), ils modifient la réflexion des sons.

En résumé, le pavillon collige les ondes sonores transmises par l'air et les réfléchit dans le conduit; il renforce le son, vibre lui-même et transmet ses vibrations de proche en proche,

(1) Leuckart et H. Muller, in Troltsch, *loc. cit.*
(2) *Gaz. des hôp.*, fév. 1854.
(3) *Traité des mal. de l'oreille*, 1842, t. I, p. 74.

par les parois du conduit, jusqu'au tympan (Savart-Schneider), — Pour quelques physiologistes, Weber-Küss (de Strasbourg), il servirait à déterminer la direction du son.

III. **Déductions pratiques.** — Il nous paraît inutile d'insister longuement sur les faits pratiques qui découlent clairement de ce qui précède; contentons-nous de rappeler que les affections les plus fréquentes du pavillon de l'oreille sont aussi celles qui atteignent le tégument externe dont cet organe reproduit la texture et les tendances pathologiques.

CHAPITRE II.

CONDUIT AUDITIF EXTERNE.

I. **Anatomie.** — Cette portion de l'oreille externe présente au praticien un intérêt plus direct que le pavillon; il convient de l'étudier chez l'adulte et chez l'enfant.

1° *Chez l'adulte.* — Considéré dans son ensemble, ce conduit représente assez exactement un tube ovalaire à grand diamètre vertical, sinueux, long de 24 à 25 millimètres en moyenne, et composé de deux parties bien distinctes, l'une externe, *cartilagineuse*, ayant son origine au fond de la conque (méat) et représentant un tiers environ de la longueur totale; l'autre interne, *osseuse*, comprise dans le temporal et limitée à son extrémité profonde par la membrane du tympan.

A. *Portion externe ou cartilagineuse.* — Elle est constituée par un cartilage épais, présentant de distance en distance des fentes ou fissures transversales (incisures) comblées par du tissu élastique. Ce tube est incomplet en haut et en arrière où le cartilage est remplacé par une membrane fibreuse très-solide, rattachée à la portion écailleuse du temporal par des trousseaux fibreux très-résistants qui se relâchent parfois chez les vieillards : la portion membraneuse n'étant plus soutenue s'affaisse bientôt; le méat se rétrécit et tend à prendre la forme d'une fente (1).

Le rapport le plus important du conduit cartilagineux est celui qu'il affecte avec le condyle de la mâchoire inférieure dont les mouvements ont une influence marquée sur les dimensions du méat; il est facile de s'en assurer en introduisant le doigt dans l'oreille et en ouvrant et fermant alternativement la bouche; il est également en rapport avec la glande parotide; enfin il s'unit au conduit osseux d'une façon si solide et si intime que les tractions les plus violentes ne parviennent pas à l'en détacher.

La peau de cette région est dense, épaisse, garnie de poils, de follicules sébacés, de glandes cérumineuses; ces dernières sont surtout nombreuses dans la partie la plus voisine du conduit osseux.

B. *Portion interne ou osseuse.* — Le conduit osseux, chez l'adulte, représente en coupe un ovale; les rapports qu'il présente avec les parties environnantes sont fort importants à connaître. Ainsi, en haut, il répond directement à la dure-mère basilaire dont il n'est séparé que par une lamelle osseuse et des vacuoles qui font partie de la cavité tympano-mastoïdienne; postérieurement, il est peu distant de la fosse sygmoïde, et là encore se trouvent des cellules osseuses qui appartiennent au tympan et à la mastoïde; il est en avant et en bas, en rapport avec la cavité articulaire du maxillaire inférieur; cette paroi est souvent amincie et transparente chez les vieillards.

Ce tube osseux représente, avons-nous dit, les deux tiers de la longueur totale du conduit; il forme à son point d'union avec le méat un angle ouvert en bas et en avant dont le sommet fait une saillie plus ou moins prononcée dans le conduit et empêche le regard de pénétrer jusqu'au tympan. Chez certains individus dont le conduit est très-large, cet angle est peu ou point marqué.

(1) Troltsch, *Anat. de l'oreille*, p. 9.

Il est à remarquer que les deux orifices extrêmes du conduit auditif externe, malgré les inflexions variées qu'il subit suivant son axe, se trouvent à peu près au même niveau.

Le tégument qui revêt le canal osseux offre les caractères mixtes de la peau et de la muqueuse; il est assez mince, d'une teinte rosée, couvert de poils follets et adhère intimement au périoste; à la partie supérieure se trouve une bande de véritable tissu cutané, prolongement de la peau du méat, muni de glandes cérumineuses, s'étendant jusqu'à la membrane du tympan sur laquelle elle se réfléchit et s'étale.

Les vaisseaux du conduit auditif proviennent de l'artère auriculaire profonde qui se trouve derrière l'articulation temporo-maxillaire, au-devant du méat; là aussi se trouve la veine auriculaire profonde.

Quant aux nerfs ils émanent du temporal superficiel ou auriculo-temporal; le nerf vague lui fournit aussi un rameau (rameau de la fosse jugulaire).

2° *Chez l'enfant.* — La direction générale du conduit auditif externe est à peu près rectiligne, l'orifice externe ou méat étant situé un peu plus haut que l'orifice tympanique. Les dimensions sont en rapport avec l'âge du sujet; la portion osseuse n'existe pas dans le bas-âge, où elle est réduite au cercle tympanal qui se rattache lui-même à la portion cartilagineuse par une membrane fibreuse laquelle s'ossifie peu à peu et d'une façon assez irrégulière, laissant toujours une partie de la paroi antéro-inférieure (celle qui correspond à la cavité articulaire temporo-maxillaire) à l'état membraneux; l'ossification de cette dernière n'est complète que vers l'âge de quatre ans (1).

II. **Physiologie.** — Le conduit auditif externe constitue la partie rétrécie du cornet acoustique dont l'auricule forme le pavillon; c'est le seul vestige de l'oreille externe qui persiste chez les mammifères à respiration non aérienne (2). Il a pour

(1) Huschke, in Troltsch, *loc. cit.*, p. 5.

(2) Breschet, *loc. cit.*, p. 14, et *Aperçu descriptif de l'organe auditif du marsouin*, 1838, p. 4 et 5.

fonction de conduire jusqu'à la membrane du tympan les ondes sonores réfléchies par le pavillon et aussi celles qui sont transmises à ses parois par les os du crâne (Longet). Il semble aussi destiné à favoriser l'écoulement de ces dernières au dehors et la preuve c'est que si l'on vient à intercepter sur l'une ou l'autre oreille la sortie des ondes sonores transmises par les os du crâne, l'oreille de ce côté bouché éprouve une sensation beaucoup plus accentuée que celle du côté opposé. Ce phénomène remarquable dont les applications pratiques sont si fécondes a reçu diverses interprétations. Lucœ attribue le renforcement du son dans ce cas à la pression transmise au labyrinthe par l'air condensé à la surface de la membrane du tympan dont la chaîne des osselets suit tous les mouvements (1). On a pu voir par ce qui précède que nous nous rattachons à l'explication donnée par Hinton dont les expériences à cet égard nous paraissent probantes (2).

La raison des sinuosités du canal auditif embarrasse fort les physiologistes; c'est une disposition évidemment protectrice et qui nous paraît plus propre à affaiblir le son qu'à le renforcer. Cependant Muller admet que la colonne d'air circonscrite par les parois du conduit est un agent de renforcement du son (3).

Les vibrisses qui garnissent l'intérieur du conduit et qui abondent surtout vers le méat, semblent avoir pour but d'entraver la pénétration des corps flottants dans l'atmosphère qui pourraient accompagner les ondes sonores. Peut-être aussi sont-elles destinées à immobiliser la colonne d'air contenue dans le méat et à empêcher ainsi les brusques changements de température qui sont la source de tant d'affections de l'appareil auditif. Rappelons que les vibrisses sont peu développées chez les femmes et les enfants.

(1) *Archiv. de Virchow*, vol. XXV. — *Archiv. d'otologie de Wurzbourg*, vol. I, p. 303.

(2) *Diseases of the ear*, by J. Toynbee, with a supplement by J. Hinton. London, 1868, p. 425.

(3) Longet, *Traité de physiol.*, t. II, p. 120.

Le cérumen est une humeur jaune d'ambre, d'une saveur amère, dont l'action est évidemment analogue à celle du sébum sur la peau ; il protége le fin tégument du conduit auditif et en maintient la souplesse. Béranger de Carpi pensait que la cire de l'oreille était le produit de la dépuration du cerveau, opinion qui n'est plus en accord avec nos connaissances anatomiques et physiologiques actuelles. Buchanan croyait que le conduit tapissé de cérumen étant plus étroit la rudesse du son était diminuée (1).

III. **Déductions pratiques.** — Des détails anatomiques qui précèdent il suit que, pour explorer la membrane du tympan qui est située à la limite profonde du conduit, il faut nécessairement effacer la courbure de ce dernier, soit en tirant le pavillon en haut, en arrière et en dehors, soit à l'aide d'un instrument (speculum auris) dont l'emploi offre ce grand avantage de dilater en même temps la partie rétrécie du conduit cartilagineux et d'affaisser les poils qui garnissent le méat et gênent le regard de l'explorateur.

Pour que les injections qui se pratiquent dans différentes maladies de l'oreille externe et qui sont si utiles, pénètrent jusqu'au tympan, il faut redresser le conduit; sans cette précaution tout l'effort de la veine liquide projetée par la seringue porte sur la paroi supérieure du tube au niveau de la jonction des portions osseuse et cartilagineuse et l'effet qu'on en attend est le plus souvent nul. Ce redressement n'est pas utile chez les jeunes enfants; il suffit de diriger le jet de la seringue de haut en bas; en raison de la brièveté du conduit et du développement rudimentaire de sa portion osseuse, l'introduction du spéculum exige des précautions minutieuses chez les jeunes sujets.

Les incisures de Santorini permettent dans certains cas aux inflammations de l'oreille externe de se propager jusqu'à la parotide. Chez les enfants la maladie peut atteindre l'articulation temporo-maxillaire et le maxillaire inférieur lui-même,

(1) Itard, *loc. cit.*, t. I, p. 78.

par le trou dont nous avons signalé l'existence à la paroi antéro-inférieure. L'amincissement extrême de cette même paroi chez les vieillards peut donner lieu aux mêmes accidents ou à une fracture du conduit osseux avec lésion du tégument du conduit et écoulement du sang par l'oreille, à la suite d'une chute ou d'un choc violent sur le menton.

Chez le vieillard encore il existe une forme de surdité due à un rétrécissement du méat par le relâchement des trousseaux fibreux qui soutiennent la portion cartilagineuse. La dilatation permanente du méat auditif à l'aide d'un tube métallique remédie efficacement à cette infirmité. Le recul des condyles de la mâchoire inférieure comme conséquence de la perte des dents, et partant l'affaissement de la paroi antérieure du conduit, ne paraît pas être, comme le pensait Larrey, une cause aussi évidente de surdité.

L'extrême densité de la peau de la région que nous étudions, sa riche innervation, expliquent les vives douleurs qui accompagnent, au début surtout, les affections inflammatoires du conduit; l'union intime du tégument et du périoste dans la portion osseuse donnent la raison de l'extension des affections superficielles à l'os lui-même.

On a vu les affections du conduit se propager au cerveau par la paroi supérieure ; c'est aussi par ce point que certains abcès de la caisse du tympan peuvent se faire jour au dehors (Troltsch) ; par la paroi postérieure, l'inflammation du conduit peut devenir le point de départ d'une phlébite des sinus de la dure-mère.

La présence d'un rameau du nerf vague dans la peau du conduit auditif explique les phénomènes nerveux (toux, accès d'asthme, convulsions, etc.) qui accompagnent parfois l'introduction du spéculum dans l'oreille.

La distribution vasculaire que nous avons fait connaître plus haut indique que les émissions sanguines locales, quand elles sont nécessaires, doivent être pratiquées de préférence en avant du tragus.

CHAPITRE III.

MEMBRANE DU TYMPAN.

I. **Anatomie.** — Membrane mince, translucide, adaptée à l'extrémité interne du conduit auditif osseux, elle sépare ce dernier de la caisse du tympan dont elle forme la paroi externe.

Elle est toujours oblique à l'axe du conduit auditif externe (1), formant avec la paroi supérieure un angle obtus, mousse, d'environ 140°, et avec l'inférieure un angle aigu d'à peu près 45° à 50°. Cette disposition est exagérée chez l'enfant en bas-âge et surtout chez le fœtus où la membrane, presque horizontale, fait en quelque sorte partie de la base du crâne; elle se redresse peu à peu avec l'âge, mais cela n'a pas toujours lieu. « Troltsch « pense qu'il existe un rapport constant entre l'angle du « tympan, la position de la portion écailleuse du temporal et le « développement en largeur et en longueur de la base du « crâne, de manière qu'il serait peut-être possible de déduire « de l'obliquité plus ou moins grande du tympan, des indices « sur le degré de développement du sphénoïde et de la base du « crâne en général (2). »

La membrane est enchâssée dans un cadre osseux, circulaire, distinct chez le fœtus et l'enfant (cercle tympanal); elle se dirige de haut en bas, de dehors en dedans, et d'arrière en avant. Sa forme rappelle la coupe du conduit osseux, presque ronde chez l'enfant, sensiblement ovalaire chez l'adulte où ses dimensions moyennes sont :

(1) Elle est très-oblique chez les animaux souterrains, et presque horizontale chez la taupe. (Triquet, *Traité*, p. 21.)

(2) Troltsch, *Anat. de l'oreille*, p. 35.

Chez un sourd-muet crétin, âgé de 35 ans, l'angle tympanal supérieur était de 167°, disposition qui ne se rencontre d'ordinaire que chez les enfants. (*Loc. cit.*)

Diamètre vertical........ — 9 à 10 mm
Diamètre horizontal...... — 8 à 9 mm
et quelquefois (1) .... — 7 mm (Kœberlé)

L'épaisseur du tympan équivaut à peu près à celle d'une feuille de papier à lettre.

Le cadre osseux soutend la membrane par l'intermédiaire d'un bourrelet fibreux (anneau fibreux d'Arnold. — Bourrelet circulaire de Gerlach) ; il présente une lacune en haut et un peu en arrière, c'est en ce point qu'elle est le moins tendue et qu'elle paraît se continuer directement avec la peau du conduit auditif externe ; c'est aussi dans cet intervalle qu'est engagée l'extrémité supérieure du marteau.

L'examen de la membrane sur le cadavre ne donne qu'une idée fausse de la couleur de cette cloison ainsi que des nombreux détails que présente sa surface et qui ont une si grande importance pratique. Aussi convient-il à ce point de vue de l'étudier sur le vivant, les descriptions anatomiques proprement dites étant erronées sur plusieurs points (2).

Après la mort, l'épiderme du tympan se ramollit et son aspect devient terne ; la concavité normale de la membrane s'exagère sous l'influence de la rigidité cadavérique du muscle interne du marteau (Troltsch) (3).

La description méthodique et complète du marteau trouverait ici tout naturellement sa place, puisqu'il fait en quelque sorte partie intégrante de la membrane dans laquelle il est enchâssé et qu'il fait mouvoir; mais cela offrirait peu d'intérêt. Je me contenterai de rappeler que si l'on examine la membrane du tympan par sa face externe, on voit en haut, à l'extrémité supérieure de son diamètre vertical, au point où la peau du conduit

(1) Ces dimensions sont proportionnellement plus grandes chez le fœtus. (Troltsch.)

(2) Cousin, *Etudes otiatriques, Explor. org. et fonct. de l'app. de l'ouïe*, p. 170 et suiv. Paris, 1868.

(3) Le tympan est concave en dehors chez tous les mammifères; il est au contraire convexe chez les oiseaux. (Breschet.)

semble se continuer sans ligne de démarcation avec la cloison, une petite saillie dirigée en dehors : c'est l'*apophyse externe* du marteau ; au-dessous se dessine le *manche* sous la forme d'une ligne jaune rougeâtre, plus ou moins épaisse, se dirigeant vers le centre de la cloison où il se termine assez souvent par un petit renflement spatuliforme ; c'est là que le tympan offre son maximum de concavité; ce point porte le nom d'*ombilic* ou *umbo*. Le manche du marteau partage ainsi la membrane en deux parties à peu près égales; la postérieure paraît cependant plus étendue que l'antérieure. Mais l'inverse se rencontre aussi quelquefois.

Si maintenant on regarde le tympan par sa face interne, on constate aisément que la tête du marteau s'engage au-dessus du cercle tympanal dans des vacuoles osseuses qui s'étendent jusqu'à la paroi supérieure du conduit auditif osseux, et jusqu'aux cellules mastoïdiennes. Quant au manche, il s'incline très-sensiblement vers l'intérieur de la caisse, entraînant avec lui la membrane dont il produit et maintient ainsi la concavité externe. A cette cause se joint encore l'action du muscle interne du marteau ou tenseur de la membrane tympanique dont le tendon long et grêle vient en traversant la caisse s'insérer, au niveau du col du marteau, à l'opposite de l'apophyse externe et un peu au-dessous (1).

Il n'existe en aucun point de la surface du tympan de pertuis faisant communiquer normalement le conduit avec la caisse. Le trou décrit par Rivinus et avant lui par Marchetti (de Padoue), Glaser et Konig (de Bâle) (2), ne peut être que le résultat d'une déchirure accidentelle ou des manœuvres tentées pour le rechercher. Ce trou a été de nouveau décrit par le professeur Bochdaleck (de Prague). M. Kœberlé (de Strasbourg) a fort

(1) Troltsch observe que les auteurs anglais désignent à tort le manche du marteau sous le nom d'apophyse longue (long process), dénomination qui doit être réservée à l'apophyse antérieure ou apophyse de Folianus. — Voyez aussi Toynbee, *The Diseases of the ear*, 1868, p. 180.

(2) Troltsch, *Anat. de l'oreille*, p. 34.

bien fait remarquer qu'il était facile de prendre pour un trou préexistant la perforation artificielle produite par la soie exploratrice qui s'insinue entre les feuillets de la membrane (1).

Structure du tympan. — Indépendamment d'une membrane propre (lamina propria), qui en constitue la partie essentielle, le tympan par sa structure participe des deux téguments qui l'avoisinent et qui tous deux lui fournissent une couche supplémentaire; l'une, externe, dépend de la peau du conduit dont elle reproduit les caractères ; l'autre, interne, est fournie par la muqueuse de la caisse.

Ainsi donc la cloison tympanique résulte de l'accolement de trois lames distinctes qui sont, en procédant de dehors en dedans :

1° Le feuillet externe ou cutané.
2° Le feuillet moyen ou fibreux subdivisé en deux couches :
a. La couche radiée, la plus rapprochée du feuillet externe:
b. La couche circulaire, qui tient à la muqueuse.
3° Le feuillet interne ou muqueux.

1° *Feuillet externe ou cutané.* — Il est formé par la peau du conduit auditif externe, dont il renferme tous les éléments, c'est-à-dire une couche épidermoïdale mince, reposant sur un derme réparti inégalement sur toute la surface de la lame propre et offrant son maximum d'épaisseur au niveau du manche du marteau. Cette couche dermoïde est la plus richement vascularisée de toutes celles qui entrent dans la constitution du tympan ; elle est nourrie, ainsi que Troltsch l'a démontré (2), par les vaisseaux du conduit auditif, c'est-à-dire par des rameaux qui émanent de l'artère auriculaire profonde, et non, comme le prétendent quelques auteurs, par l'artère stylo-mas-

(1) Lemardeley, *Cons. sur les perf. de la memb. du tympan*, Th. de Strasbourg, 1867, p. 6.
(2) Troltsch, *Anat. de l'oreille*, p. 62, et *J. de zoologie*, t. IX, p. 97.

toïdienne et la tympanique (1). Ces vaisseaux arrivent au tympan par tous les points de sa périphérie; les branches les plus fortes naissent de la partie supérieure et se dirigent vers le centre de la membrane en suivant le manche du marteau à l'extrémité duquel elles s'épanouissent en éventail et affectent une direction centrifuge (2).

Cette couche renferme encore un filet nerveux assez important, qui naît également des nerfs du conduit et partant du nerf auriculo-temporal; il suit le trajet des gros vaisseaux le long du manche du marteau.

2° *Feuillet moyen ou fibreux* (Lamina propria membranæ tympani). — Elle se compose de deux couches distinctes, l'une externe, *rayonnée*, l'autre interne, *circulaire*. Selon quelques auteurs ce feuillet serait constitué par l'adossement du périoste du conduit au périoste de la caisse (?) (3). Ces deux couches sont manifestement fibreuses et non musculaires, comme l'a prétendu E. Home (4). Elles renferment, outre des fibres rubannées à contours nets et brillants, refractant vivement la lumière, des corpuscules propres, caractéristiques, enchâssées d'une façon régulière dans les interstices que laissent les fibres entre elles.

a. *Couche externe ou radiée.* — Les fibres qui la composent naissent du manche du marteau et se dirigent en divergeant, à la manière d'un évantail, vers la circonférence du tympan où elles s'insèrent au bourrelet annulaire; — elles deviennent de plus en plus rares à mesure qu'elles s'approchent du pôle supérieur de la membrane, et manquent même complétement au niveau de l'apophyse externe.

b. *Couche interne ou circulaire.* — Les fibres en sont dis-

(1) Cruveilhier, 4e édit., 1868, p. 674.

(2) L'injection artificielle de ces vaisseaux est très-difficile. Elle existe quelquefois naturellement sur le cadavre, surtout chez les enfants. (Troltsch.)

(3) Linke in Itard, *Trait. des mal. de l'oreille*, t. I, p. 39, 1842.

(4) Toynbee, *Diseases of the ear*, p. 126, et 19e vol. des *Transactions philosophiques*. — Ev. Home affirme la nature musculaire du tympan chez l'éléphant (?).

posées concentriquement; peu abondantes au centre même de la membrane, elles augmentent en nombre à mesure qu'on s'éloigne de l'ombilic, pour diminuer de nouveau près de la périphérie. Cette couche a donc la forme d'un anneau plat. Elle adhère intimement au feuillet muqueux, dont il est très-difficile de la séparer.

Mode d'union du marteau à la membrane. — Selon les uns, le manche du marteau serait enchâssé entre les deux couches de la lame propre; Gerlach croit qu'il est impossible de déterminer bien exactement le mode d'insertion du marteau à la membrane en raison de l'intrication des fibres de la couche moyenne; M. Sappey admet que cet osselet est engagé dans l'épaisseur même de toute la couche moyenne, disposition qui aurait pour but d'éviter le décollement des diverses couches, quand le marteau est attiré vers l'intérieur de la caisse. — Selon Troltsch, le plan des fibres circulaires passerait autour du col du marteau à la manière d'une cravate, c'est-à-dire en avant et en arrière; l'osselet serait ainsi engagé dans une sorte de boutonnière, disposition que Gerlach n'hésite pas à nier. Enfin récemment Gruber a cherché à démontrer qu'il existait entre le marteau et la membrane une véritable articulation (1).

On voit par l'énoncé qui précède que la détermination exacte des rapports qu'affecte le manche du marteau avec la membrane du tympan n'est pas chose aussi facile qu'on pourrait le croire. Au point de vue pratique ce fait n'a d'ailleurs qu'une importance fort restreinte; aussi n'y insisterons-nous pas plus longtemps.

Bourses du tympan. — Troltsch (2) a décrit comme un appendice de la lame fibreuse un repli existant à la face interne de la membrane, en arrière du marteau, qu'il a appelé *bourse postérieure du tympan;* ce repli contribue, au dire du savant

(1) *Gaz. de Vienne,* 28 nov. 1866, et Lemardeley, Th. de Strasbourg, 1867.

(2) *Anat. de l'oreille,* p. 57.

otologiste allemand, à maintenir le marteau en place. Arnold avait déjà décrit cette bourse en 1839; mais il la considérait comme une dépendance de la muqueuse, opinion partagée par Henle (1).

Quant à la bourse antérieure que Troltsch a découverte le premier, « elle est formée par une petite saillie osseuse dirigée « vers le col du marteau et par les organes qui plongent dans la « scissure de Glaser ou qui en sortent (2). »

Le feuillet moyen du tympan est entièrement dépourvu de vaisseaux et de nerfs (3); il n'en jouit pas moins d'une vitalité énergique.

3° *Feuillet interne ou muqueux.* — Ce dernier n'est qu'une dépendance de la muqueuse tympanique; il est essentiellement constitué par plusieurs couches d'épithélium pavimenteux simple; à l'état normal, cette lame est très-mince; on y rencontre vers la périphérie de petites élevures décrites par Gerlach qui les considère comme des villosités plutôt que comme des papilles.

Les vaisseaux du feuillet interne proviennent de ceux de la caisse, c'est-à-dire de l'artère stylo-mastoïdienne et de la tympanique.

Les nerfs y font complétement défaut.

II. **Physiologie.** — La membrane du tympan est un organe destiné à colliger les ondes sonores et à les transmettre à travers la chaîne des osselets au labyrinthe qui renferme l'appareil sensoriel spécial.

Elle joue aussi un rôle protecteur, en ce sens qu'elle garantit l'oreille moyenne et les organes délicats qu'elle renferme, des influences extérieures, comme aussi, par un mécanisme spécial, elle est destinée à ménager au sens auditif les impressions qu'il

(1) *Traité d'anat.*, 1866.

(2) Troltsch, *Anat. de l'oreille*, p. 58, et *Journ. de la Soc. de Wurzbourg* (Compte rendu des séances, p. 39). — *Arch. de Virchow*, 1859, t. XVII, p. 25.

(3) Troltsch, *loc. cit.*, p. 60 et 65.

va percevoir ; en un mot, elle est à l'audition ce que l'iris est à la vue. Telle est du moins l'opinion de la plupart des physiologistes.

Les sons, par quelque voie qu'ils parviennent au tympan (air, parois du conduit, os du crâne), y déterminent des vibrations; mais, pour qu'une membrane vibre, il faut qu'elle soit tendue; le muscle tenseur du tympan ne peut agir d'une façon continue, et, comme l'ouïe fonctionne sans cesse, la membrane est maintenue d'une façon permanente dans un certain état de tension par le ligament tenseur de Toynbee; formé d'un tissu ferme et élastique, ce ligament s'insère en dedans à l'apophyse cochléariforme, et en dehors au marteau, au niveau de la jonction du corps avec la longue apophyse.

Grâce à cette disposition, le muscle interne du marteau n'intervient que de temps à autre, et dans le seul but de mettre la membrane en état de recueillir les ondes sonores trop faibles, ou d'atténuer les ondes trop fortes.

Tel est le rôle protecteur actif du tympan ; mais il est également un agent protecteur passif, en ce sens qu'il est placé, par rapport à la caisse, comme l'est la vitre d'une fenêtre d'un appartement qui laisse pénétrer les rayons lumineux et calorifiques, tout en mettant à l'abri des iufluences atmosphériques diverses qui peuvent surgir d'un instant à l'autre.

Nous avons dit que la membrane du tympan était un organe collecteur du son, dont elle facilitait la transmission au labyrinthe. En effet, la membrane, intimement unie au marteau qui fait corps avec elle, se trouve, par son intermédiaire, en rapport immédiat avec les autres osselets de l'ouïe, dont l'ensemble forme une tige solide et sinueuse, communiquant avec le liquide labyrinthique. Or, Savart a démontré que la transmission des vibrations d'une membrane tendue à des corps solides limités s'accomplissait facilement et sans déperdition ; tandis que la transmission directe des vibrations aériennes aux corps solides ne peut se faire sans une déperdition considérable. Le tympan a donc pour but de transformer les sons aériens en sons solidiens avec le moins de déperdition possible.

La fonction toute spéciale du muscle du marteau nous oblige à rattacher son histoire à celle de la membrane qu'il fait mouvoir. Ce muscle est constitué par un petit faisceau charnu composé de fibres striées, enveloppé dans une gaîne fibreuse; le tout contenu dans un conduit osseux situé immédiatement audessus de la portion osseuse de la trompe d'Eustache; le muscle se termine par un tendon long et grêle qui, après s'être réfléchi sur l'orifice interne du canal osseux qui le renferme (bec de cuiller), se dirige de dedans en dehors pour s'insérer au col du marteau, immédiatement au-dessous de la corde du tympan. Quand le muscle se contracte, il fait basculer le manche du marteau en dedans, et augmente ainsi la tension de la membrane; en outre, ce mouvement augmente la pression labyrinthique en enfonçant l'étrier dans la fenêtre ovale (?). Il augmente encore, mais très-faiblement, la pression intra-tympanique.

Quand la membrane est *fortement* tendue par le muscle interne du marteau, son pouvoir vibratoire diminue; c'est ce qu'a démontré Politzer, dont il serait trop long de rapporter ici les ingénieuses expériences touchant ce point intéressant de physiologie; de plus, cet état de tension exagérée diminue l'aptitude à percevoir les sons graves, et facilite au contraire l'audition des sons aigus (1).

Outre les mouvements actifs qui lui sont imprimés par son muscle spécial, la membrane présente des mouvements passifs dus aux variations de pression que subit l'air renfermé dans la caisse sous l'influence de la respiration, de la déglutition et de la circulation.

Menière (2) niait que les mouvements respiratoires eussent une action quelconque sur la membrane du tympan. Aujourd'hui le fait n'est plus douteux grâce aux expériences manomé-

(1). Pendant l'audition des sons aigus, le tympan se congestionne. Bonnafont, *Traité théor. et prat.*, p. 25.)

(2) *Gaz. méd.*, 1859.

triques de Politzer et Lucœ (1); ces auteurs ont établi que la membrane s'enfonce légèrement pendant l'inspiration et se vousse lors de l'expiration. Cela se voit surtout très-bien sur des tympans minces et atrophiés (Schwartze, Moos). Par un temps très-sec Politzer a vu le mouvement oscillatoire de l'index manométrique atteindre un quart et même un demi millimètre. Pareil fait a été signalé par M. Mayer (2).

Les mouvements de déglutition exécutés en fermant soigneusement la bouche et les narines produisent la raréfaction de l'air tympanique par suite du vide produit dans la cavité pharyngienne; au début de l'expérience le manomètre semble indiquer une augmentation de pression; mais l'équilibre ne tarde pas à s'établir entre la caisse et le pharynx, et le résultat final d'un mouvement de déglutition exécuté dans les conditions précitées est une diminution de la pression intra-tympanique (3).

Les mouvements circulatoires n'agissent sur la membrane que dans des conditions particulières; quand, par exemple, elle est fortement injectée (Politzer), ou dans certains états pathologiques comme le gonflement considérable de la muqueuse tympanique. Mais le phénomène n'est jamais plus accentué que lorsqu'il existe une perforation. On voit alors très-nettement une bulle de liquide placée au niveau de la perte de substance, animée de mouvements pulsatiles, isochrones au pouls.

Une des propriétés les plus remarquables du tympan est son élasticité; c'est grâce à elle qu'il peut reprendre, en dehors de toute intervention musculaire, la place qu'il occupait lorsqu'une cause telle, par exemple, qu'une variation de pression intra ou extra-tympanique vient à se produire.

(1) *Arch. d'otologie de Wurzbourg*, 1868, 3e fascicule. Discours prononcé par Lucœ à la Soc. méd. de Berlin.

(2) *Gaz. méd. de Strasbourg*, 1865.

(3) *Lancet*, nos du 6 fév. et du 6 mars 1869.— *On some of the functions of the middle and internal ear*, etc., by Peter Allen.

La membrane est très-manifestement influencée par l'état de sécheresse ou d'humidité de l'atmosphère; elle devient plus transparente quand il fait sec, plus opaque quand il fait humide.

Il semblerait résulter des expériences du Dr Jago que l'état de sécheresse de la face externe du tympan est une condition aussi importante pour l'exercice de l'audition que l'est l'état d'humidité de sa face interne; ce dernier aurait pour but, selon l'auteur que nous citons, d'empêcher la transmission des ondes sonores à l'air de la caisse et par conséquent de faciliter la condensation sur la chaîne des osselets (1).

Il faut se rappeler que la membrane du tympan est très-sensible et que le contact le plus léger d'un corps étranger à sa surface est parfois très douloureux; un choc un peu brusque peut même causer des vertiges, des nausées, des bourdonnements, accidents qui peuvent aller jusqu'à la perte de connaissance. La membrane est également très-sensible au froid.

III. **Déductions pratiques.** — Etant connus la structure et les fonctions du tympan, ainsi que les rapports qu'il affecte avec le conduit auditif externe et la caisse, il est facile de prévoir de quelle importance sera l'exploration de cette membrane dans le diagnostic des différentes affections qui peuvent atteindre l'appareil de l'ouïe. J'ai décrit dans une autre partie de cet ouvrage (2) la méthode à suivre dans cette exploration, ainsi que l'aspect de la membrane à l'état normal et à l'état pathologique. J'y renvoie donc le lecteur.

Rappelons sommairement ici que le feuillet externe du tympan est souvent malade quand le conduit est atteint; la myringite superficielle est d'ordinaire très-douloureuse. Quant au feuillet muqueux, il ne reste jamais indemne quand la caisse est malade; la translucidité de la membrane diminue et disparaît même par le gonflement des éléments qui composent cette

(1) *On the functions of the tympanum. Brit. and for. med. chir. Rev.*, april 1867, p. 496, et *Dis. of the ear*, by Toynbee, with a suppl., by Hinton, p. 448.

(2) Page 157 et suiv.

couche, ou par le dépôt des mucosités à sa surface; l'exploration méthodique et bien faite du conduit permet de constater facilement ce fait; aussi peut-on dire que la membrane reflète toujours les affections dont est atteinte la caisse du tympan. Cela est surtout manifeste à la périphérie tympanale où la présence d'un cercle opaque, gris jaunâtre, rappelant l'arc sénile de la cornée, est un signe à peu près certain de catarrhe chronique de la caisse.

La lame moyenne est douée d'une vitalité énergique, qui explique la prompte réparation des lésions traumatiques qui peuvent l'atteindre (ruptures, perforations chirurgicales). Si les pertes de substances pathologiques se réparent par contre si difficilement, il faut l'attribuer, non pas à la diminution de vitalité de la couche moyenne qui persiste, mais bien à l'accolement de la surface cutanée et de la surface muqueuse de la membrane, accolement qui s'oppose au mouvement régénérateur de la lame moyenne (1). C'est dans le feuillet moyen et plus particulièrement dans la couche circulaire que se montrent les dépôts calcaires qui se rencontrent si fréquemment.

La membrane à la suite des affections diverses qui ont pu l'atteindre s'amincit parfois en totalité, ou présente çà et là des points plus ou moins transparents, plus ou moins opaques; souvent aussi elle contracte par sa face muqueuse des adhérences avec la longue branche de l'enclume, la tête de l'étrier, le point le plus saillant du promontoire; sa surface externe est alors irrégulièrement concave, irrégularité qui ressort surtout après la douche d'air.

Le tympan même à l'état normal n'offre pas partout la même épaisseur et la même résistance; d'ordinaire sa rupture est

(1) Un fait analogue se produit pour les fistules urinaires : les fistules péniennes guérissent difficilement par suite du prompt accolement de la muqueuse et de la peau qui se trouvent peu distantes l'une de l'autre. Au contraire, les fistules périnéales guérissent plus facilement par suite de l'impossibilité où se trouvent la peau et la muqueuse de s'accoler et de s'opposer ainsi à la réparation.

accompagnée d'une légère hémorrhagie, ce qu'explique suffisamment la riche vascularisation de la membrane. En général la solution de continuité (quand le traumatisme n'est pas direct) se produit sur le point le plus faible ; parfois aussi la forme et le siége de la lésion peuvent aider au diagnostic de la cause qui l'a produite. Cela est, du reste, sans grande importance. Les ruptures marginales sont plus rares que les ruptures centrales. La possibilité de produire une telle lésion par la simple douche gazeuse doit rendre les praticiens très-circonspects dans l'emploi de ce moyen auquel ils ne doivent recoürir qu'après avoir exploré soigneusement l'oreille externe et le tympan pour s'assurer que ce dernier n'est ni aminci ni calcifié ; conditions qui favorisent singulièrement la rupture.

Nous avons fait connaître le rôle de la membrane du tympan dans l'exercice de l'audition ; il est facile dès lors de comprendre que toute perforation de cette membrane sera nuisible à la fonction. Le sens spécial est affaibli quand il n'est pas atteint ; la caisse exposée sans défense aux influences extérieures peut s'altérer à son tour, d'où résulte souvent un danger pour la santé et même pour la vie des individus. Cependant l'ouïe ne souffre pas toujours d'une perforation du tympan dans la proportion qu'on pourrait croire. Mais privée de l'organe collecteur et modérateur du son, elle ne tarde pas à perdre de sa finesse.

Il faut tenir compte de l'état hygrométrique de l'atmosphère dans l'appréciation du plus ou moins de transparence de la membrane. Le cathétérisme du tympan (ou exploration de la membrane à l'aide du stylet boutonné) est une opération toujours douloureuse, et rarement utile. — Quand on pratique des injections dans le conduit auditif externe, il faut ne pas diriger vers le tympan un jet trop énergique si l'on veut éviter les vertiges, les nausées, et même la syncope. Les injections froides sont dangereuses ; la surdité et les douleurs qui suivent parfois l'usage des bains froids tiennent tout à la fois à l'action de la température du liquide dans lequel on se baigne et aussi à l'existence d'une couche d'eau à la surface externe de la membrane, cette dernière condition étant tout particulièrement nuisible à la perception du son (1).

Quand une affection du tympan exige l'emploi des émissions sanguines locales, c'est au-devant du tragus qu'il convient de les pratiquer; elles sont là plus efficaces qu'à la tempe ou sur l'apophyse mastoïde.

(1) Jago, *loc. cit.*

DEUXIÈME PARTIE

OREILLE MOYENNE.

L'oreille moyenne est une cavité assez irrégulière, anfractueuse, creusée dans la base du rocher, et placée comme son nom l'indique entre le conduit auditif externe, dont elle est séparée par la membrane du tympan, et l'oreille interne ou *labyrinthe*, dont elle n'est séparée que par une mince cloison osseuse.

Elle se compose de trois parties distinctes qu'il convient, pour la facilité de l'étude, d'envisager isolément, et qui sont : 1° *la caisse du tympan* ou *tambour*, renfermant les osselets de l'ouïe; elle est située sur le prolongement de l'axe du conduit auditif externe; 2° *la cavité mastoïdienne*, celluleuse, irrégulière, communiquant avec le tambour en arrière duquel elle est située; 3° *la trompe d'Eustache*, conduit tubulaire, ostéo-membraneux placé à la partie antérieure du tympan qu'il met en communication avec la cavité naso-pharyngienne.

CHAPITRE I.

CAISSE DU TYMPAN.

1. **Anatomie.** — En étudiant plus haut la membrane du tympan et l'osselet qui fait corps avec elle, nous avons décrit l'une des six parois que les anatomistes assignent à la caisse du tympan.

Des cinq parois qui nous restent à voir, trois, l'interne, la supérieure et l'inférieure, sont nettement distinctes, et les détails anatomiques qui s'y rapportent sont d'un haut intérêt pour le pathologiste; quant à ce que les auteurs sont convenus d'appeler paroi postérieure et paroi antérieure, nous les désignerons sous la dénomination plus exacte d'extrémité postérieure et d'extrémité antérieure de la caisse.

A. *Paroi interne ou labyrinthique.* — Elle est constituée par une lamelle osseuse très-mince qui présente à considérer deux ouvertures et une saillie.

La saillie s'appelle le promontoire et se voit tout d'abord quand on explore une oreille dont la membrane du tympan est détruite; — elle correspond au premier tour de spire du limaçon et présente à sa surface des rainures ou rigoles disposées en évantail et qui servent à loger des filets nerveux et vasculaires.

Les deux ouvertures sont situées à la partie postérieure de la paroi labyrinthique; l'une supérieure, de forme ovalaire, communique avec le *vestibule;* c'est la *fenêtre ovale* qui reçoit la base de l'étrier; son encadrement offre une certaine épaisseur; l'autre, située au-dessous de la précédente, régulièrement circulaire, logée au fond d'un canal osseux de 1 mil. de profondeur donnant accès dans la rampe inférieure du limaçon, est normalement fermée par une membrane, le tympan secondaire ou membrane de la fenêtre ronde.

Au-dessus de la fenêtre ovale se voit une légère saillie formée par le canal de Fallope dont la paroi en ce point est très-mince et peut même manquer parfois; dans ce dernier cas la muqueuse de la caisse est immédiatement accolée au névrilème du facial. Enfin, à peu près au même niveau, il n'est pas rare de voir le canal demi-circulaire horizontal contribuer pour une petite part, il est vrai, à la constitution de la paroi labyrinthique de la caisse.

B. *Paroi supérieure ou crânienne.* — *Voûte du tympan.* — C'est une lame osseuse mince, recouverte par la dure-mère qui forme l'unique séparation de la caisse et du cerveau. — Elle présente de fréquentes anomalies étudiées par Hyrtl (1); son épaisseur varie suivant l'âge du sujet; d'ordinaire mince et transparente chez les enfants; épaisse résistante chez les sujets âgés; chez les uns sa texture est compacte, chez les autres elle est celluleuse; on l'a vue perforée, en dehors de tout état pathologique, de telle sorte que la muqueuse de la caisse se trouvait en contact avec la dure-mère (2).

En considérant la voûte du tympan par sa face crânienne on remarque, surtout chez l'enfant, la suture pétro-écailleuse dont la trace s'efface peu à peu chez l'adulte, sans toutefois disparaître jamais complétement. — C'est par cette fissure que le système vasculaire artériel et veineux de la dure-mère envoie des ramifications à la muqueuse tympanique. Ces communications vasculaires ont été bien décrites par Hyrtl (3).

C. *Paroi inférieure. — Plancher du tympan. — Voûte de la fosse jugulaire.* — Lamelle de tissu osseux compacte, mince, transparente, séparant la caisse du golfe de la veine jugulaire. — Son plan est sensiblement inférieur au niveau du cercle tympanal et à l'orifice interne de la trompe; c'est donc une sorte de cul-de-sac où s'accumulent les produits normaux et pathologiques secrétés dans la caisse. — Dans l'angle dièdre qu'elle forme avec la paroi labyrinthique se trouve le pertuis par lequel passe le nerf de Jacobson. — Elle est parfois perforée à l'état normal, et la muqueuse tympanique se trouve alors en contact immédiat avec la paroi de la veine jugulaire (4).

(1) *Journal autrichien de méd. prat.*, 1859, n° 9. — Troltsch, *loc. cit.* p. 78.

(2) Troltsch, *loc. cit.*, p. 71. — Toynbee, *A descriptive catalogue of preparations illustrative of diseases of the ear*, in the museum of J. Toynbee. London, 1857.

(3) *De la déhiscence spontanée de la voûte du tympan et des cellules mastoïdiennes.*

(4) Troltsch, *Anat. de l'oreille*, p. 78. — Toynbee, *Catalogue*, p. 42-44. — A. Retzius, *Schmidt's Jahrbücher für gesammte medicin*, 1859, n° 11, p. 155. — Luschka, *Virchow's Archiv.*, t. XVIII, 1860, p. 166.

D. *Extrémité antérieure de la caisse.* — *Orifice tympanique de la trompe.* — *Paroi glenoïdo-carotidienne.* — Elle affecte la forme d'un infundibulum qui se continue avec la portion osseuse de la trompe d'Eustache; le plan inférieur de cet infundibulum répond à la paroi postérieure de la première portion du canal carotidien; on y trouve plusieurs pertuis dont un plus volumineux se rencontre chez tous les sujets et donne passage à une artère tympanique provenant de la carotide interne. —Le plan supérieur est formé par une lamelle osseuse très-mince qui sépare la trompe du canal renfermant le muscle tenseur du tympan. (Le bec de cuiller que décrivent les anatomistes comme la terminaison de cette lame osseuse n'existe réellement pas sous cette forme; M. Huguier a démontré que le muscle était en totalité contenu dans un canal osseux complet.) — L'extrémité antérieure de la caisse correspond aussi à la fissure de Glaser.

E. *Extrémité postérieure de la caisse.* — *Paroi mastoïdienne.* — On y remarque l'orifice des cellules mastoïdiennes; en haut se trouve une saillie formée par le canal de Fallope; au-dessous de celle-ci se voit une petite éminence osseuse, conoïde, se dirigeant vers l'intérieur de la caisse et envoyant un mince filet osseux qui relie son sommet au bord inférieur de la fenêtre ovale, c'est la pyramide, creusée d'un canal communiquant avec le canal de Fallope et renfermant le muscle de l'étrier.

Près du cercle tympanal, à peu près au niveau de l'extrémité postérieure du diamètre horizontal, on remarquer l'orifice par lequel la corde du tympan pénètre dans la caisse.

Dimensions de la caisse du tympan. — Il importe, au point de vue de la pratique de certaines opérations, de connaître bien exactement les dimensions de la caisse du tympan; elles varient, il est vrai, suivant les sujets; aussi le praticien doit-il moins s'attacher à retenir les chiffres que nous allons donner et qui sont le résultat de moyennes, que la relation qu'ils expriment quant à la distance qui sépare les divers points des parois opposées. Ces mesures sont celles indiquées par Troltsch (1);

(1) *Loc. cit.*, p. 89.

elles paraissent offrir toutes les garanties désirables d'exactitude, à en juger du moins par le contrôle forcément restreint auquel nous les avons soumises.

De l'embouchure de la trompe à l'entrée des cellules mastoïdiennes. 13mm

Hauteur de la caisse :

En avant. . . . . 5 à 8mm

En arrière, près du marteau. 15mm

Diamètre transverse :

Près de la trompe. . . . . 3 à 4 1/2

A l'umbo. 2

Au point le plus saillant du promontoire 2 1/2

A la tête du marteau . . . . 2 1/4 à 3

A la voûte. 5

Au plancher. 4

Osselets de l'ouïe. — Ils sont au nombre de trois, le *marteau*, l'*enclume* avec l'*os lenticulaire*, et l'*étrier*.

Le *marteau* a été décrit avec la membrane du tympan ; nous rappellerons seulement ici que sa tête s'engage dans des cellules osseuses qui correspondent tout à la fois avec les cellules mastoïdiennes et avec les espaces celluleux situés au-dessus de la paroi supérieure du conduit auditif osseux ; elle s'articule en outre avec le corps de l'*enclume ;* ce dernier osselet est muni de deux appendices ou branches, dont l'une, courte, horizontale, dirigée en arrière, s'engage dans les cellules mastoïdiennes, et dont l'autre, longue, grêle, verticale, descend parallèlement au manche du marteau, un peu en arrière de celui-ci, à 1/2 millimètre en dedans de la membrane du tympan.

La branche verticale de l'enclume s'articule par l'intermédiaire de l'os lenticulaire avec la tête de l'*étrier*, osselet dont le nom rappelle très-exactement la forme. Sa base, plus petite que la circonférence de la fenêtre ovale dans laquelle elle est enchâssée, repose sur la membrane formée par le périoste du vestibule qui ferme cette fenêtre. Il n'y a pas là, à proprement parler, d'articulation, comme le pensait Toynbee qui a fait une minutieuse description de ce qu'il appelait l'articulation stapedio-vestibulaire (1). Troltsch (2) et Voltolini (3) ont fait voir ce qu'il y avait d'erroné dans la description de l'otologiste anglais. Vu en place, l'étrier est sensiblement dirigé de haut en bas et de dedans en dehors, de telle sorte qu'on peut l'apercevoir à travers une perforation de la membrane du tympan quand les autres osselets sont tombés. La tête de l'étrier est distante de 3 millimètres de la face interne de la membrane ; c'est à sa partie postérieure que s'insère le tendon du muscle de l'étrier.

Muqueuse tympanique. — Les parois que nous venons de décrire à la caisse sont revêtues d'une membrane muqueuse mince, pâle, intimement adhérente au tissu osseux sous-jacent; cette muqueuse fait fonction de périoste et revêt également les osselets et le tympan secondaire. Elle envoie chez le fœtus et chez l'enfant des replis ou prolongements du manche du marteau à la branche verticale de l'enclume (Troltsch). Cette disposition disparaît avec l'âge et ne se rencontre plus chez l'adulte qu'à la suite d'affections de la caisse ayant donné naissance à des adhérences.

L'épithelium de la muqueuse tympanique est pavimenteux ; seul l'épithelium du plancher de la caisse serait pourvu de cils vibratils. On ne rencontre dans cette membrane ni glandes, ni follicules ; cependant Troltsch décrit une glande en grappe occupant l'embouchure de la trompe.

Chez le fœtus la muqueuse de la caisse est boursoufflée au point de combler en totalité la cavité tympanique qui ne contient par conséquent à cet âge ni air, ni mucus; la membrane s'atrophie, se résorbe peu à peu après la naissance jusqu'à

(1) *Med. Times*, 20 juin 1857. — *Dis. of the ear*, 1868, p. 297.

(2) *Loc. cit.*, p. 80.

(3) *De l'art. stap. vestib.*, indiquée par Toynbee. — *Deut. Klinik*, 1860, n° 6, p. 58.

revêtir l'aspect presque séreux que nous lui trouvons chez l'adulte (1).

La muqueuse-périoste de la caisse du tympan reçoit ses vaisseaux :

De l'artère stylo-mastoïdienne br. de l'auriculaire postérieure (carotide interne) ;

De la pharyngienne ascendante (carotide interne) ;

De l'artère meningée moyenne par l'hiatus de Fallope et la fissure pétro-écailleuse ;

De l'artère carotide interne dans le canal carotidien.

Les filets nerveux qui se rencontrent dans la caisse proviennent :

Du trijumeau : filet moteur du muscle interne du marteau (vient du nerf ptérygoïdien interne) ;

Du facial : filet moteur du muscle de l'étrier ;

Du glosso-pharyngien : rameau de Jacobson qui s'épanouit sur le promontoire en six ou sept branches ;

Du grand sympathique : qui forme avec les rameaux des précédents un plexus décrit par Hyrtl sous le nom de plexus tympanique et qui se distribue à toute la muqueuse.

Quant au ganglion otique, il donne un filet au muscle tenseur du tympan. Troltsch considère ce ganglion comme ayant par rapport à l'oreille la même influence que le ganglion ophthalmique par rapport à l'œil. Il explique par les nombreux filets qui en émanent les sympathies qui existent entre le voile du palais, le tympan et son tenseur, la muqueuse de la caisse et la peau du conduit, entre tous ces organes et le système nerveux général (2).

On rencontre encore dans la caisse une branche nerveuse ; c'est la corde du tympan, émanation du facial qui ne fait que traverser le tambour sans y laisser aucune branche.

(1) Troltsch, *loc. cit.*, p. 99, et *Würtzburger Verhandlungen*, t. IX, Compte rendu des séances, p. 78.

(2) Troltsch, *loc. cit.*, p. 110.— Arnold, *Sur le ganglion otique*, Heidelberg, 1828, et *Traité d'anat.*, t. II, 2e partie, p. 908.

II. **Physiologie.** — La caisse du tympan doit normalement contenir de l'air, pour que l'audition puisse s'exercer dans toute son intégrité. D'ordinaire la pression intra-tympanique est égale, ou à peu près, à la pression extérieure. Cet équilibre est nécessaire pour la perception des sons.

Les expériences de Politzer ont démontré que si la pression intra-tympanique augmente, par quelque cause que ce soit, la perception des sons graves est amoindrie et, par contre, celle des sons aigus augmentée.

Cette pression varie suivant les mouvements que fait éprouver au tympan le muscle interne du marteau. Si par suite d'un état pathologique la trompe cesse d'être spontanément perméable et que l'air de la caisse ne puisse par conséquent se renouveler pas cette voie, il se résorbe bientôt et il survient un certain degré de surdité plus particulièrement pour les sons graves.

Politzer a fait voir que toutes les variations de pression survenant dans l'air de la caisse se transmettaient au liquide du labyrinthe. Ce même observateur, dans ses recherches si curieuses sur les fonctions de l'oreille moyenne, établit que chaque osselet, sous l'influence des ondes sonores qui frappent la membrane du tympan, éprouve dans sa masse entière des vibrations d'une égale amplitude qui sont transmises au liquide labyrinthique (1). En outre les osselets peuvent enregistrer simultanément des sons d'une longueur d'onde différente sous l'influence des chocs périodiques de l'air sur la membrane du tympan; et toutes les données de la physique expérimentale portent à croire que ces mouvements se transmettent intégralement au liquide du labyrinthe et par son intermédiaire aux expansions terminales du nerf acoustique (2).

Des deux muscles que renferme la cavité du tympan, l'un, le muscle interne du marteau ou tenseur du tympan, fait basculer le manche du marteau à l'intérieur de la caisse, augmente la

(1) Voy. *Arch. gén. de méd.*, 1866, t. II, p. 342, *Revue crit.*
(2) *Arch. gén. de méd.*, *loc. cit.*

tension de la membrane, la pression intra-tympanique et aussi la pression intra-labyrinthique en enfonçant l'étrier dans la fenêtre ovale. Ce dernier effet peut parfois être excessif; et le muscle de l'étrier aurait, au dire de quelques auteurs, pour mission de le modérer. Pour M. Bonnafont, le muscle interne du marteau aurait pour fonction spéciale de ne tendre qu'une portion de la membrane, la partie postérieure, et de régulariser ainsi la perception des sons aigus; le muscle de l'étrier, son antagoniste, aurait la fonction inverse et servirait à tendre la portion antérieure du tympan pour faciliter et régulariser la perception des sons graves (1). Cette hypothèse fort ingénieuse ne peut tenir devant les expériences si précises et si exactes des savants allemands, et plus particulièrement de Politzer et de Lucœ.

Le muscle interne du marteau animé par un filet nerveux de la branche motrice du trijumeau pourrait, dit-on, se contracter sous l'influence de la seule volonté chez quelques personnes. On cite le physiologiste Muller et le professeur Bérard comme ayant joui de cette faculté. Mais ce muscle reçoit aussi un rameau du ganglion otique, qui dirige son action au point de vue de l'exercice pur et simple de la fonction auditive et abstraction faite de l'intervention de la volonté.

Le tenseur du tympan a pour antagoniste direct l'élasticité inhérente à la membrane, de telle sorte que, sa contraction finie, la membrane reprend sa position primitive, pourvu toutefois que les conditions de pression sur l'une ou l'autre de ses faces n'aient pas été modifiées d'une façon permanente.

Quant au muscle de l'étrier, animé par le facial, il aurait, comme nous l'avons dit plus haut, pour fonction, non pas de faire basculer la base de l'osselet pour l'enfoncer dans la fenêtre ovale, mais au contraire de limiter et d'arrêter ce mouvement que le muscle interne du marteau tend à lui imprimer (Longet).

(1) Bonnafont, *Traité théorique et prat. des mal. de l'oreille*, 1860, p. 5, 6 et 16.

La chaîne des osselets, envisagée dans son ensemble, représente une tige solide, sinueuse, destinée à transmettre au labyrinthe, avec le moins de déperdition possible, les ondes sonores qui ont frappé la membrane du tympan. — Il est évident qu'une tige rigide et droite pourrait remplir le même office, et Savart l'a démontré d'une façon positive. Mais la membrane qui doit transformer les sons aériens en sons solidiens doit s'adapter, modifier sa tension, selon qu'elle reçoit des sons aïgus ou graves; si la tige solide qui la fait communiquer avec le labyrinthe était rigide, ces modifications dans sa position amèneraient des changements de pression considérables dans l'oreille interne; grâce à la disposition brisée et articulée de cette tige, ces mouvements se bornent à modifier les angles que les osselets affectent entre eux, sans que le labyrinthe en soit trop fortement impressionné.

Le tympan secondaire ne paraît pas destiné à transmettre au limaçon les ondes sonores qui, n'ayant pu suivre la chaîne des osselets, se sont éparses dans la caisse; il semble plutôt remplir l'office de soupape et permettre à la pression intra-labyrinthique de varier dans des limites relativement étendues, sans qu'il en résulte de préjudice pour les éléments délicats que renferme l'oreille interne. Aussi l'épaississement et la calcification de cette membrane lui enlevant toute élasticité, l'audition ne tarde pas à en souffrir en raison des violences que supportent alors les éléments nerveux, quand la pression labyrinthique augmente.

On ignore dans quel but la corde du tympan traverse la caisse (1); il est certain qu'elle n'y laisse aucun filet et qu'en outre elle n'offre aucun rapport, direct ou indirect, avec le nerf acoustique. — C'est à la présence de cette branche nerveuse derrière la membrane qu'il faut rapporter les sensations singulières éprouvées sur les parties latérales de la langue, quand on fait passer un courant électrique à travers l'oreille. — Ce phénomène peut manquer.

(1) *Voy.* Dr Todd, *Cyclopædia of anat. and phys.*, art. *Hearing.*

Le docteur Peter Allen a émis tout récemment (1), au sujet de la fonction de la corde du tympan par rapport à l'ouïe une opinion que je crois bon de mentionner; pour ce médecin la corde du tympan aurait pour fonction de présider à la régularisation de la pression intra-tympanique; c'est un manomètre nerveux (it is, in fact, so to speak, a nervo-manometer), qui règle indirectement la sortie ou l'entrée de l'air dans la caisse avec la plus exacte précision. Sa situation toute particulière contre la face interne du tympan, à laquelle il est fixé par la muqueuse tympanique, le rend solidaire des mouvements que peut subir la membrane sous l'influence de la pression extérieure ou intérieure; le nerf excité agit sur la glande sous-maxillaire qui sécrète de la salive en plus grande abondance; de là naît le besoin d'exécuter un mouvement de déglutition, qui rend la trompe béante et permet la pénétration ou la sortie de l'air, selon qu'il est en moins ou en plus dans la caisse; l'équilibre de pression se trouve ainsi maintenu.

J'ai signalé dans le cours de ce travail (p. 27), en étudiant l'emploi de l'électricité dans le traitement des maladies de l'oreille, les règles pronostiques que M. Philipeaux, de Lyon, avait cru pouvoir tirer de la manifestation ou de l'absence de cette sensation.

III. **Déductions pratiques.** — Des détails anatomiques et physiologiques qui précèdent et que j'ai cherché à présenter de la façon la plus succincte et la plus claire, découlent de nombreux enseignements.

La mince cloison osseuse qui constitue la paroi interne de la caisse est souvent lésée dans les affections inflammatoires chroniques de la muqueuse, dans la carie qui s'en suit, et la surdité en est fréquemment le résultat irrémédiable; parfois même la maladie s'étend jusqu'aux méninges par le conduit auditif interne.

(1) *The Lancet*, numéro du 6 mars 1869, p. 321. (*On some of the functions of the middle, and internal ear, and their analogies.*)

Le tympan secondaire, situé au fond d'un canal étroit, tapissé par la muqueuse tympanique, devient souvent malade, soit que sa membrane propre s'épaississe, s'indure, se calcifie ; soit que la muqueuse en se gonflant comble le canal de la fenêtre ronde (1) ; soit encore qu'il se perfore.

Du côté de la fenêtre ovale, il n'est pas rare de voir la muqueuse épaissie fixer l'étrier d'une façon presqu'inamovible ; la collerette qui rattache la base de l'osselet au cadre de la fenêtre peut également s'indurer, se calcifier et donner lieu à une sorte d'ankylose nuisible sans aucun doute à l'audition.

Si l'étrier tombe, le liquide labyrinthique fait issue au dehors et le sens spécial est à jamais aboli. Aussi la persistance de cet osselet, même dans les affections les plus graves de la caisse, doit-elle faire augurer favorablement de la conservation plus ou moins parfaite de l'audition.

La proximité extrême du nerf facial, qui ne se trouve séparé de la muqueuse tympanique que par une mince lamelle osseuse, explique l'extension facile des inflammations de la caisse au nerf de la 7e paire.

Les vaisseaux communs à la caisse et au névrilème du facial, en s'engorgeant du fait d'un catarrhe aigu, peuvent donner naissance à des phénomènes de paralysie plus ou moins tranchés ; pour Troltsch bon nombre de paralysies faciales dites rhumatismales « sont en rapport avec une affection de l'oreille ou en « résultent, ainsi que l'ont affirmé plusieurs auteurs et entre « autres Deleau (2). »

La plupart des sourds présentent au dire de Wilde (de Dublin) une certaine déviation des traits appréciable surtout quand ils sont vivement émus ; le fait est réel et ne peut s'expliquer que par le voisinage immédiat du facial et de la caisse.

Quand il y a carie de la paroi labyrinthique, le canal demi-

(1) Troltsch, *loc. cit.*, p. 82.

(2) *Loc. cit.*, p. 84. — *Voy.* aussi Deleau, *Comptes rendus de l'Académie*, juillet 1857, et *Bull. de thérap.*, 1857, t. LIII, p. 88. — Le professeur Roux devint sourd à la suite de paralysie faciale.

circulaire horizontal peut être atteint ; Toynbee, Troltsch citent des cas très-curieux de trajets fistuleux siégeant en ce point et ayant entraîné la surdité et même des accidents graves.

La perte de l'étrier ou la perforation du tympan secondaire dans le cours d'une otite moyenne entraîne fatalement la perte de l'ouïe, et expose aux accidents les plus compromettants pour la vie en raison de l'extension possible de l'inflammation, par l'intermédiaire du vestibule et du conduit auditif interne, aux méninges et au cerveau.

Si, quand il existe une perforation du tympan, on veut explorer à l'aide du stylet la paroi interne de la caisse, il faut apporter les plus grands ménagements dans cette manœuvre qui peut n'être pas toujours inoffensive, surtout quand l'os est ramolli par la carie ; une perforation peut en être la conséquence, et nous avons indiqué plus haut tous les dangers d'une pareille lésion.

La paroi inférieure de la caisse constitue, avons-nous dit, une sorte de cul-de-sac disposé de la façon la plus favorable pour la stagnation des produits divers qui peuvent être secrétés dans le tympan. Si la muqueuse qui la tapisse s'ulcère, chose plus fréquente que ne le croient la majeure partie des praticiens, la lame osseuse sous-jacente ne tarde pas à se carier et le voisinage du golfe de la veine jugulaire rend cette lésion d'une gravité extrême, soit qu'il en résulte une hémorrhagie mortelle, soit qu'il se produise une phlébite dont le danger n'est pas moindre. Toynbee a le premier attiré l'attention des pathologistes sur ce point intéressant d'otiatrique. Il a même signalé, comme nous l'avons déjà dit, l'absence normale de la paroi osseuse d'où résulte le contact immédiat de la muqueuse et de la veine et partant une facilité extrême pour la propagation de l'inflammation de la caisse à la veine jugulaire (1).

(1) *A descriptive catalogue of prep. illust.*, etc. London, 1857, p. 803, 807, 812, 813, 835. — *Cas de transmission d'une affection de l'oreille à la jugulaire interne par carie de la caisse, dont un d'hémorrhagie*, p. 812.

Dans un cas cité par Troltsch, le canal osseux du nerf de Jacobson était devenu si large par suite de la carie qu'on pouvait y introduire une sonde ordinaire (1).

La paroi supérieure est également atteinte par la carie dans le cas d'otite moyenne datant de quelque temps; une méningite ou une encéphalite peut en être la conséquence. Il est à remarquer, quand il se forme dans ce cas un abcès du cerveau, qu'il existe entre le foyer purulent et la voûte du tympan une couche de tissu cérébral sain. Sur 84 cas d'abcès du cerveau, Lebert (2) a trouvé 18 fois une affection de l'oreille comme cause première. W. Gull (3) a rapporté 4 cas semblables, et Troltsch 18 cas (4).

Les communications vasculaires qui existent au niveau de la fente pétroso-écailleuse entre la muqueuse tympanique et les méninges (par l'artère meningée moyenne) permettent d'expliquer les phénomènes cérébraux qui accompagnent d'ordinaire l'hypérhémie de la caisse, quelle qu'en soit la cause (otorrhée chronique, catarrhe aigu, etc.).

C'est par les orifices des cellules mastoïdiennes, qui se rencontrent à l'extrémité postérieure de la caisse que les affections inflammatoires de l'oreille moyenne se propagent au mastos; c'est aussi par cette région du tympan que l'inflammation gagne le diploé et donne naissance à une ostéo-phlébite qui peut être le point de départ d'embolies (Troltsch). La maladie peut même atteindre le sinus transverse et développer ainsi des symptômes cérébraux dont on méconnaît souvent la nature (5), ou une hémorrhagie qu'on rapporte à tort à une lésion de la carotide

(1) *Loc. cit.*, p. 72, et *Arch. de Virchow*, t. XVII, p. 63 et 65.
(2) *Archives de Virchow*, t. X.
(3) *Guy's Hospital reports*, 1858, t. III.
(4) *Archives de Virchow*, t. XVII, et *Anat. de l'oreille*, p. 101.
(5) Lebert, *Archives de Virchow*, t. IX, 1855. — Heussy, *de la Phlébite des sinus cérébraux, suite d'otite interne*. Zurich, 1858. — Weill, *de l'Inflammation des sinus cérébraux, suite d'otite interne*. Strasbourg, 1858. — Von Dusch, *Embolies des sinus cérébraux*. *Journ de méd. rat.*, 1859, t. VII. — Cohn, *Clinique des embolies*. Berlin, 1860, p. 192.

ou de la jugulaire (1). Troltsch a observé un cas de ce genre.

L'orifice de la trompe d'Eustache est situé trop au-dessus du niveau du plancher du tympan, pour que l'écoulement des liquides accumulés dans la caisse puisse se faire en totalité par cette voie. Par cette région encore, la caisse se trouve en rapport avec des organes importants, tels par exemple que l'artère carotide interne ; d'où la possibilité d'altération de cette artère et même d'hémorrhagie quand la paroi osseuse du canal carotidien vient à se carier ; les pertuis vasculaires qui s'y trouvent favorisent beaucoup l'extension des affections de la caisse au canal carotidien. Les cas d'hémorrhagies d'après le mécanisme que nous indiquons ne sont pas rares (2). L'hémorrhagie peut n'être pas toujours artérielle, quand par hasard existe la disposition décrite par Rectorzik où la carotide dans son conduit osseux est entourée d'un sinus veineux se continuant avec le sinus caverneux (3).

C'est encore par l'extrémité antérieure de la caisse, par la fente de Glaser que les phlegmasies de l'oreille peuvent atteindre l'articulation temporo-maxillaire et la parotide.

Les dimensions de la caisse telles que nous les avons données expliquent la facilité avec laquelle les adhérences se produisent entre certains points de la membrane et telle ou telle région de la paroi interne ou des osselets. Ainsi l'adhérence du sommet de l'étrier ou de la branche verticale de l'enclume avec le tympan est très-fréquente. Si la membrane est détruite au point de laisser le marteau obéir en toute liberté à la traction qu'exerce sur lui le muscle tenseur, l'osselet bascule en dedans, et l'extrémité du manche contracte des adhérences avec le promontoire. Il peut arriver aussi que, sous l'influence phlegmasi-

(1) Henderson Hardie, *Cases of the clinical pratice of prof. Syme. Edimb. med. and surgic. Journ.*, t. XXXIX.

(2) Henderson Hardie, *loc. cit.* — M. Sée, *Bull. de la Société anat.*, 1856, p. 6.

(3) *Comptes rendus de l'Académie de Vienne*, 1858, t. XXXII, n° 23, p. 102.

que, la muqueuse tympanale se gonfle jusqu'à combler la caisse dans ses points les plus étroits; il en résulte des adhérences et parfois même l'oblitération presque complète de la cavité du tambour (1).

Les dimensions de la caisse doivent servir de guide à l'opérateur pour le lieu d'élection où doit se pratiquer la perforation de la membrane du tympan (opération d'une utilité douteuse et dont les indications sont encore loin d'être précisées). Pour éviter de léser la paroi labyrinthique, il faut porter l'instrument sur le point de la membrane qui se trouve correspondre à la plus grande largeur de la caisse, c'est-à-dire en bas et en arrière, et non en avant comme le veulent les auteurs.

De tous les osselets, l'étrier est le seul dont le maintien soit essentiel pour l'exercice de l'audition; les autres peuvent manquer ou être partiellement détruits sans qu'il en résulte une surdité absolue.

Troltsch, dont les travaux d'anatomie spéciale ont jeté un si grand jour sur la pathologie de l'oreille, insiste avec beaucoup de raison sur les rapports vasculaires, si considérables chez les enfants, qui unissent les méninges à la muqueuse tympanique; le savant otologiste allemand est porté à croire que les affections de l'oreille, si communes dans le jeune âge et si souvent méconnues, ont une influence considérable sur les membranes et le cerveau; et, pour cet auteur, bon nombre de troubles cérébraux chez les jeunes sujets n'auraient pas d'autre origine qu'une hypérémie consécutive à une affection primitive de l'oreille moyenne; c'est dans ces cas qu'une application de sangsues ou des instillations d'eau chaude dans l'oreille externe donnent des résultats merveilleux contre une affection qui de prime abord paraît devoir être mortelle. Le diagnostic en est difficile, il est vrai, mais en raison de la fréquence de la corrélation signalée par l'auteur allemand, les praticiens feront bien de diriger leur attention sur ce point. — Un bon signe distinctif

(1) Troltsch, *Archives de Virchow*, t. XVII, p. 1-80.

de la méningite serait l'absence de vomissements et de constipation, ainsi que le peu d'intensité de la fièvre.

Si chez les enfants les affections de la caisse sont si communes, c'est qu'à cet âge la muqueuse, gonflée, gorgée de sucs, douée d'une vitalité plus énergique, est ainsi plus exposée à s'enflammer.

Cette muqueuse est par contre très-fine chez l'adulte et s'ulcère souvent. Comme elle remplit le rôle de périoste par rapport aux parois osseuses qu'elle tapisse, il n'est pas rare de voir la carie, le ramollissement des os survenir si l'inflammation est aïgue; et l'hypérostose si l'inflammation est chronique (Troltsch). Il paraît prouvé aujourd'hui que les lésions osseuses de la caisse sont très-rarement primitives et qu'elles succèdent d'ordinaire à une affection de la muqueuse.

L'otorrhée est toujours une affection grave, qu'il n'est jamais bon d'abandonner à elle-même; Troltsch a remarqué que bon nombre d'individus jeunes encore, atteints d'otorrhée, succombent à la suite d'une tuberculose aiguë des méninges, des poumons ou des intestins qui passe, aux yeux de beaucoup de médecins, pour une infection septique du sang. Les cas où le pus a subi la transformation caséeuse paraissent être les plus favorables à ce mode d'infection tuberculeuse.

L'innervation de la caisse nous fournit aussi d'intéressants aperçus pratiques. Le nerf de Jacobson, émanation du glosso-pharyngien, nous donne la raison des rapports intimes qui paraissent unir les muqueuses bucco-pharyngienne et tympanale. La présence de la corde du tympan dans la caisse nous donne la raison de la sensation gustative particulière perçue par les sujets soumis à la faradisation par le conduit auditif externe, comme aussi les rameaux du sympathique qui viennent former le plexus tympanique nous rendent compte des phénomènes généraux, mal définis, qui accompagnent les affections inflammatoires de la caisse et qui cèdent si rapidement sous l'influence d'un traitement approprié, purement local et d'ordinaire très-anodin.

Dans les affections de l'oreille moyenne qui en réclament l'emploi, les émissions sanguines doivent se faire sur l'apophyse mastoïde.

CHAPITRE II.

CELLULES MASTOÏDES. — PROLONGEMENT POSTÉRIEUR DE LA CAISSE DU TYMPAN.

1. **Anatomie.** — L'apophyse mastoïde, située un peu en arrière et au-dessous de la portion squameuse du temporal, est creusée de vacuoles dont le développement est d'autant plus considérable qu'on se rapproche davantage de l'âge adulte; le volume du mastos est d'ordinaire en rapport direct avec l'amplitude des cellules dont il est creusé. Il ne faut pas oublier que l'apophyse mastoïde est peu développée chez l'enfant et qu'elle présente d'ailleurs des variantes considérables suivant les sujets: chez les uns, elle est creusée par une véritable caverne traversée çà et là par quelques trabécules osseuses; chez d'autres, elle est presque compacte et présente à peine à la coupe quelques cellules. Non-seulement cet appendice diffère d'un individu à un un autre, mais encore sur le même individu il n'est pas rare de trouver des dispositions toutes différentes à droite et à gauche.

Les cellules de cette portion de l'apophyse que nous appellerons avec Toynbee la portion horizontale, directement en rapport avec la caisse, sont celles dont le développement se manifeste le plus tôt et qui offrent la plus grande ampleur.

Toutes les vacuoles mastoïdiennes sont tapissées par le prolongement de la muqueuse tympanique.

Les rapports de la mastoïde sont importants à connaître. Outre qu'elle communique directement avec le tympan, elle est en rapport en arrière et en dedans avec la fosse sigmoïde du sinus transverse; en haut avec le sinus pétreux supérieur;

en avant et en dehors les cellules se continuent souvent avec celles qui sont situées au-dessus de la paroi supérieure du conduit auditif externe.

Sur la mastoïde reposent quelques ganglions lymphatiques (ganglions sous-auriculaires d'Arnold) qui s'engorgent, s'enflamment et suppurent même parfois dans le cours de certaines affections de l'oreille.

Quant aux vaisseaux qu'on rencontre dans cette région, ils appartiennent à la méningée moyenne et aux vaisseaux émissaires de Santorini.

II. **Physiologie.** — A l'état normal les cellules mastoïdiennes renferment de l'air ; elles constituent une caisse de résonnance. Troltsch a remarqué que chez des individus entendant également bien, une montre appliquée sur le pavillon était entendue plus ou moins bien, suivant que l'apophyse était plus ou moins celluleuse et aussi selon que l'on appliquait la montre sur tel point plutôt que sur tel autre; il en conclut fort justement que la transmission des sons par les os du crâne ne saurait servir à déterminer la finesse de l'ouïe en général puisque nous ignorons dans chaque cas particulier quel est le degré de cohésion du tissu osseux.

III. **Déductions pratiques.** — Des rapports que nous avons signalés, il est facile de conclure aux dangers de la propagation des affections inflammatoires de la caisse aux cellules mastoïdiennes; la maladie peut par cette voie atteindre les sinus de la dure-mère. Les abcès de la caisse en envahissant le mastos peuvent soulever, amincir et même perforer la lame compacte externe et donner naissance à un abcès sous-cutané, abcès qu'il faut s'empresser d'ouvrir ; limitée au tissu osseux, l'inflammation n'en manifeste pas moins son existence par de la douleur, de la rougeur et surtout de l'œdème dans la région mastoïdienne; ces trois signes réunis sont une indication formelle d'inciser la peau de la région et même de trépaner l'apophyse.

Il arrive parfois que la lame externe de la mastoïde s'atrophie et que les vacuoles osseuses se trouvent directement en rapport avec le tissu cellulaire sous-cutané; de là production d'emphysème, soit spontanément, soit à la suite d'une douche gazeuse dans la caisse.

Il n'est pas douteux que la trépanation de l'apophyse mastoïde ne soit une opération utile dans le traitement des collections purulentes ou muqueuses de cet appendice (1); la simple incision des téguments, quand l'affection est encore au début, alors qu'il n'existe que de la douleur et un peu d'œdème, peut enrayer les progrès du mal pourvu, toutefois, que l'incision comprenne le périoste; cette opération est souvent suivie d'une petite hémorrhagie artérielle fort efficace et nullement dangereuse (2).

Dans toutes les affections de l'oreille moyenne il faut explorer la mastoïde; la douleur à la pression doit toujours faire craindre une extension de l'otite aux cellules osseuses.

La région mastoïdienne est le lieu d'élection pour les émissions sanguines dans le traitement des affections profondes de l'oreille.

CHAPITRE III.

PROLONGEMENT ANTÉRIEUR DU TYMPAN. — TROMPE D'EUSTACHE.

I. **Anatomie.** — Conduit tubulaire, ostéo-membraneux, dirigé de haut en bas (3), d'arrière en avant, de dehors en dedans, formé par la réunion, pointe à pointe, de deux cônes aplatis latéralement, l'un, supérieur, osseux, faisant partie du rocher, l'autre, inférieur, fibro-cartilagineux s'ouvrant dans la région naso-pharyngienne; le premier invariable dans son calibre (en dehors de tout état pathologique), le second, s'ouvrant plus ou

(1) C'est une mauvaise opération quand on la pratique en vue de remédier à la surdité ou aux bourdonnements.

(2) Wilde, de Dublin.

(3) La trompe est presque horizontale chez les enfants.

moins sous l'influence des muscles palatins; l'un toujours béant, l'autre aux parois tantôt accolées tantôt écartées, suivant les mouvements qui se produisent dans le voile du palais et le pharynx.

A. *Portion osseuse.* — Elle part de la caisse où elle est évasée pour aller en diminuant graduellement de diamètre s'aboucher avec le sommet de la portion fibro-cartilagineuse; au-dessus d'elle se trouve le canal osseux renfermant le muscle interne du marteau; sa paroi interne répond à la paroi externe du canal carotidien; — sa paroi externe contribue à la formation de la cavité glénoïde du temporal, immédiatement au-dessous de la scissure de Glaser — sa plus grande angustie se trouve au point où elle s'unit avec la trompe cartilagineuse.

Ce conduit osseux est aplati de telle sorte que son diamètre vertical l'emporte sur son diamètre transversal, sa longueur est à celle de la portion membraneuse de la trompe comme 1 est à 3 (La longueur totale du tube est de 35 millim. dont 11 millim. pour la portion osseuse et 24 millim.pour la portion cartilagineuse.) Son embouchure tympanique offre 5 millim. de haut et 3 millim. de large. — Son point le plus étroit mésure 2 millim. de hauteur contre un milim. de largeur.

B. *Portion fibro-cartilagineuse.* — Elle représente également un cône aplati de dehors en dedans, formé par la plicature d'une lame cartilagineuse triangulaire dont les deux bords sont réunis en bas et en avant par une lame fibreuse d'autant plus étroite qu'elle s'éloigne davantage du pharynx. — Le tube ainsi constitué et dont à l'état de repos les parois sont accolées, s'ouvre dans le pharynx, au-dessus du voile du palais, près des arrière-narines, à l'extrémité postérieure de la paroi externe du méat inférieur; cet orifice a la forme d'une fente verticalement dirigée, haute de 9 millim., large de 5 millim.; la lèvre postérieure fait une saillie très-sensible sous la muqueuse pharyngienne; c'est un excellent point de repère pour sonder la trompe; — la lèvre antérieure plus mince se trouve à peu près dans le plan qui passe par le bord postérieur du palais osseux.

La trompe cartilagineuse est soumise à l'action des muscles de la région qu'elle occupe; Troltsch a établi qu'elle se dilate sous l'influence du muscle peristaphylin externe dont les fibres s'insèrent au bord inférieur de la paroi antérieure de la gouttière cartilagineuse; ce muscle en se contractant écarte la paroi externe de l'interne et rend la trompe béante; la lumière du tube est alors de forme triangulaire, à angles mousses. Ce mouvement se produit chaque fois qu'on déglutit (1).

La muqueuse qui tapisse ce conduit participe dans sa partie cartilagineuse des caractères de la muqueuse naso-pharyngienne, et dans sa partie osseuse des caractère de la muqueuse tympanique. — Au niveau du pavillon de la trompe se trouvent des glandes acineuses dont les orifices sont visibles à l'œil nu, dans le reste de son étendue la muqueuse est dépourvue de glandes (2), et revêtue d'un épithélium vibratile dont les mouvements sont dirigés vers le pharynx.

La trompe d'Eustache chez l'enfant présente quelques particularités qu'il est bon de connaître, car elles ont une importance pratique. Le tube dans son entier offre une direction presque horizontale, il est plus court que chez l'adulte mais la portion osseuse est aussi longue que chez ce dernier; le bourrelet formé dans le pharynx par la lèvre postérieure du pavillon se sent à peine; il existe même des plis à la muqueuse pharyngienne qui masquent l'orifice de la trompe.

La trompe puise sa nutrition aux mêmes sources que les deux cavités qu'elle réunit; — inférieurement elle reçoit des branches de la pharyngienne ascendante et de l'artère vidienne;

(1) Valsalva (*De aure humana tractatus*, 1735) avait signalé les insertions des muscles palatins à la trompe; mais il croyait que leur fonction était de maintenir le tube toujours ouvert — Toynbee a aussi insisté tout particulièrement, dans ses ouvrages, sur l'action que les muscles pérystaphylins externe et interne exercent sur la trompe (*The Diseases of the ear*, p. 191). — *Voy.* aussi Troltsch, *Anat. de l'oreille*, p. 133 et suiv., et *Mal. de l'oreille*, trad. Sengel, p. 56. — Cruveilhier, *Traité d'anat.*, 4e édit., t. II, p. 688.

(2) Sauf cependant vers son orifice tympanique où Troltsch a trouvé des glandes mucipares acineuses, *loc. cit.*, p. 130.

en haut elle reçoit des vaisseaux de la caisse et de l'artère méningée moyenne. Un réseau lymphatique très-riche garnit la partie inférieure du tube et se continue avec le réseau pharyngien.

Les nerfs proviennent du nerf Vidien et du rameau de Jacobson.

II. **Physiologie.** — Le rôle physiologique de la trompe a été et est encore fort discuté. Ce conduit paraît surtout destiné à mettre la caisse en rapport avec l'air extérieur, dans des conditions telles que les influences atmosphériques ne puissent l'impressionner d'une façon fâcheuse. — Le renouvellement de l'air se fait donc par cette voie; si elle vient à s'obstruer, l'air contenu dans la caisse se résorbe, la pression extérieure agit alors sur le tympan sans rencontrer d'antagonisme et le déprime. — L'étrier est par suite fortement refoulé dans la fénêtre ovale, le liquide labyrinthique se trouve comprimé et le résultat final de toutes ces actions successives et solidaires est une surdité plus ou moins intense accompagnée, le plus ordinairement, de bourdonnements. — (Le bourdonnement ne serait-il pas ici comme dans tous les cas où il paraît être le résultat d'une compression labyrinthique un phénomène analogue à celui qui se produit dans l'œil, dans le glaucome, par exemple, quand la pression intra-oculaire augmente et donne lieu à des perceptions lumineuses diverses? Chaque sens manifeste en effet par une perception spéciale et en rapport avec la fonction dont il est chargé, la violence qu'il subit.)

Il est peu probable que la trompe ait pour fonction de nous faire entendre notre propre voix (1). — Quant au mouvement de béance de la bouche qui accompagne l'acte de l'audition attentive, il paraît coïncider avec un certain degré de tension du voile palatin et partant d'ouverture de la trompe; il coïnciderait surtout avec une contraction du muscle interne du marteau qui tend la membrane du tympan et la rend apte à vibrer sous une influence même très-faible.

(1) Toynbee, *oc. cit.*, p. 192, d'après le Dr Iago.

Un fait physiologique fort intéressant, que nous avons déjà signalé et sur lequel nous revenons, c'est l'ouverture de la trompe pendant les mouvements de déglutition; entrevue par Valsalva, signalée par Toynbee, étudiée, approndie par Trölsch, cette donnée purement physiologique a reçu de Politzer d'heureuses applications pratiques et est devenue le point de départ d'une nouvelle méthode pour injecter de l'air ou des vapeurs médicamenteuses dans la trompe et dans la caisse, sans que le praticien soit obligé de recourir à la manœuvre délicate, difficile et désagréable du cathétérisme (1). — Il est d'ailleurs possible de faire pénétrer de l'air dans la caisse sans déglutir, en condensant l'air contenu dans le pharynx par la méthode de Valsalva.

Si, fermant la bouche et le nez, on accomplit un mouvement de déglutition, la tension intratympanique, un instant augmentée, baisse bientôt, comme l'indique l'expérience manométrique de Politzer; ce phénomène est dû à la raréfaction de l'air dans le pharynx par le fait même de la déglutition. — La même expérience répétée immédiatement, le nez ouvert, remet les choses dans leur état primitif (2).

C'est encore par la trompe que les mouvements respiratoires peuvent influer, légèrement, il est vrai, sur la pression intratympanique. — (Il n'est pas inutile de faire remarquer que les différences de pression se compensent bien plus facilement de la cavité tympanique à la cavité naso-pharyngienne, que dans le sens inverse) (3).

Peut-être aussi la trompe a-t-elle pour usage de permettre l'écoulement du mucus ou d'autres produits qui peuvent s'ac-

(1) Cousin, *Mém. sur un nouveau procédé pour injecter de l'air et des vapeurs méd. dans la trompe d'Eustache* (*Bull. de thérap.*, numéro du 29 fév. 1868), et *Études otiatriques* (*Trait. des mal. de l'oreille*, p. 128. Paris, Lefrançois, 1868).

(2) *Arch. d'otologie de Wurzbourg*, 1868-69, 3e fasc., p. 188 et suiv. — Discours prononcé par le Dr Lucæ à la Soc. méd. de Berlin, 2 décembre 1868.

(3) Lucæ, *Arch. d'otologie*.

cumuler dans la caisse; mais le niveau élevé de son embouchure par rapport au plancher de l'oreille moyenne, rend cette fonction peu probable ou au moins insuffisante eu égard à l'effet qu'on en attend.

III. **Déductions pratiques.** — La trompe d'Eustache participe presque toujours aux affections qui peuvent atteindre la caisse ou le pharynx; — il n'y a pour ainsi dire pas de catarrhe pharyngien ou nasal sans un peu d'hypérhémie et même de catarrhe de la trompe; — il n'y a pas de catarrhe de la caisse sans que la trompe soit lésée, et vice versa, le plus souvent même, le catarrhe tympanique ne paraît être que le résultat de l'extension d'une inflammation du tube auriculo-pharyngien. — Toutes les fois donc que l'oreille moyenne est en souffrance, il convient d'explorer attentivement la gorge et le nez, et il n'est pas rare de voir l'affection auriculaire céder au traitement dirigé contre l'état morbide de la muqueuse naso-pharyngienne.

Toute inflammation de la trompe est nécessairement accompagnée d'hypersécrétion et peut être suivie d'adhérences et même d'obstructions du conduit soit par un bouchon muqueux, soit par gonflement excessif pouvant devenir le point de départ d'une oblitération cicatricielle. Il faut donc, en pareille occurrence, dilater ce conduit et en maintenir la perméabilité soit par la méthode de Valsalva, soit par le procédé de Politzer, soit encore par le cathétérisme, la dilatation avec les bougies et la douche simple ou médicamenteuse, gazeuse ou liquide, qui est le complément indispensable du sondage.

Il n'est pas douteux aujourd'hui que l'on puisse, par l'intermédiaire de la sonde, injecter dans la trompe et la caisse des liquides médicamenteux, le fait est admis par la plupart des otologistes modernes; la seule précaution à prendre dans le cas où l'on recourt à ce procédé thérapeutique c'est de faire faire au malade un mouvement de déglutition au moment où l'on chasse le liquide dans l'oreille (1).

(1) J'ai vérifié d'une façon positive la pénétration d'une solution plombique dans l'oreille d'un sujet atteint d'une vaste perforation du

Il ne faut pas oublier que dans le procédé de cathétérisme de la trompe qui consiste, après avoir introduit la sonde jusqu'à la paroi postérieure du pharynx, à la ramener d'arrière en avant, c'est le bourrelet cartilagineux formé par la lèvre postérieure du pavillon qui doit servir de point de repère; comme il existe à peine chez les enfants, l'opération en question est beaucoup plus difficile chez eux; le procédé de cathétérisme que nous mettons journellement en usage et qui nous réussit toujours chez tous les sujets, quel que soit leur âge, est basé sur cette donnée, que l'orifice pharyngien de la trompe est situé assez exactement dans le plan vertical qui passerait par le bord postérieur du palais osseux. Il suffit dès lors pour pénétrer à coup sûr dans le conduit, de tourner le bec de l'algalie en dehors et en haut, aussitôt que l'extrémité de l'instrument cesse de s'appuyer sur la voûte palatine.

La portion osseuse de la trompe est, avons-nous dit, en rapport intime avec la carotide interne; on a vu la carie du rocher atteindre cette région, le vaisseau s'ulcérer et donner lieu à des hémorrhagies mortelles.

C'est par la trompe que se vident quelquefois les abcès de la caisse; cela est rare cependant; c'est également par cette voie que peut se produire l'écoulement séreux ou séro-sanguin qui caractérise certaines fractures de la base du crâne.

tympan. J'ai recueilli directement dans la caisse, immédiatement après l'opération, le liquide injecté, avec un petit cylindre de papier Joseph, qui, soumis ensuite à l'action de l'hydrogène sulfuré, est devenu d'un noir caractéristique.

La possibilité d'introduire une bougie dans la trompe et même dans la caisse est non moins certaine; j'ai pu, sur plusieurs malades, apercevoir directement, à travers le tympan intact, le trajet de la bougie dans la caisse, et sur celui d'entre eux soumis à l'expérience relatée plus haut, j'ai pu voir directement, à travers la perforation du tympan, l'extrémité d'une bougie de baleine, qui, parvenue dans la caisse, s'appuyait sur le promontoire et se dirigeait vers les cellules mastoïdiennes; la bougie retirée laissait sur la muqueuse de la paroi labyrintique une dépression blanchâtre, persistant quelques instants, qui témoignait de son passage et de la pression qu'elle avait exercée sur ce point de la paroi.

CHAPITRE IV.

OREILLE INTERNE OU LABYRINTHE

I. **Anatomie.** — Profondément située, enfoncée en quelque sorte dans la masse d'un des os les plus durs du corps (Rocher, os pétreux), l'oreille interne ou labyrinthe a longtemps été mal connue des anatomistes et est restée totalement inconnue à la majeure partie des médecins. D'une étude compliquée et difficile, exigeant, pour être dégagée et mise à nu, une certaine dextérité manuelle et une grande patience, on comprend que cette portion de l'appareil auditif, la plus importante, sans contredit, puisqu'elle renferme les éléments essentiels du sens spécial, ait été moins explorée et avec d'autant plus de raison que tous les travaux faits sur ce sujet n'ont fourni jusqu'à présent qu'un faible contingent de résultats pratiques.

Depuis quelques années, l'oreille interne a été l'objet de recherches fort remarquables, et, si l'anatomie de cette région n'a pas encore atteint toute la perfection désirable, nul ne contestera qu'elle n'ait fait de sérieux progrès.

De même que les connaissances actuellement acquises sur certains organes sensoriels spéciaux, tels que l'œil, par exemple, et sur leur structure intime, ont porté les résultats les plus fructueux en pathologie; il faut espérer que l'oreille interne mieux connue dans ses éléments constitutifs et les fonctions dévolues à chacune des parties qui la composent, sera bientôt aussi mieux connue des pathologistes et que la lumière se fera sur ce point encore obscur d'otiatrique, comme elle s'est déjà faite sur tant d'autres.

Qu'on nous pardonne la digression qui précède, nous avons eu pour but en nous y livrant de faire comprendre au lecteur que la connaissance anatomique exacte du labyrinthe, utile et intéressante, sans aucun doute, n'est cependant pas encore assez avancée, ni surtout assez fixée pour qu'il soit nécessaire de posséder les faits si minutieux et si multipliés qui s'y rapportent. Des notions élémentaires sur ce sujet suffisent amplement pour les besoins ordinaires de la pratique ; aussi seronsnons aussi bref que possible (1).

L'oreille interne comprend une excavation ovoïde, le *vestibule*, munie d'un prolongement postérieur, les *canaux demi-circulaires*, et d'un prolongement antérieur, le *Limaçon* ou *cochlée*. Ces trois parties constituent le *labyrinthe osseux*, qu'il est facile d'isoler sur un temporal de fœtus ou d'enfant nouveau-né ; le *labyrinthe membraneux* est renfermé dans le précédent qui le protège et dont il est la reproduction exacte.

Le *vestibule* est le carrefour de l'oreille interne ; c'est une cavité ovoïde située sur le prolongement de l'axe du conduit auditif, renfermant deux vésicules membraneuses ; à sa partie postérieure se voient les cinq orifices des trois canaux demi-circulaires ; à sa partie antérieure se trouve l'orifice de la rampe vestibulaire du limaçon ; en dehors, le vestibule communique avec la caisse du tympan par la fenêtre ovale que comble l'étrier à l'état normal ; en dedans, sa paroi interne répond au fond du conduit auditif interne et est criblée de petits trous à travers lesquels tamisent les fibres terminales du nerf auditif.

Les *canaux demi-circulaires* sont au nombre de trois : l'un est horizontal et externe ; l'autre est vertical, antéro-supérieur ; le troisième est vertical, postéro-inférieur ; ils aboutissent au vestibule par cinq orifices ; les canaux membraneux aboutissent aux vésicules vestibulaires par des renflements ampullaires ; ce sont les seules parties de cette portion de l'oreille interne qui reçoivent des rameaux terminaux du nerf acoustique.

Le *limaçon* est un tube osseux, conique, contourné en spirale autour d'un axe (*columelle*) et dont la cavité est séparée en deux portions (*rampes*) par une lamelle partie osseuse, partie membraneuse (*lame spirale*) ; des deux rampes, l'une aboutit direc-

(1) *Voy.* pour plus de détails sur l'anatomie du labyrinthe, l'*Anatomie systématique* de Henle, et le *Traité d'anat. descriptive* de Cruveilhier, 4e édit., 1868, t. II, p. 689 et suiv.

tement dans le vestibule (*rampe vestibulaire*) l'autre à la caisse dont elle est séparée par le tympan secondaire (*rampe tympanique*) ; toutes deux communiquent entre elles au sommet de la cochlée.

Il faut comprendre dans la description de l'oreille interne le *conduit auditif interne*, canal osseux, situé à la face postérieure du rocher ; c'est une sorte de cul-de-sac dans lequel s'engage le nerf auditif accompagné du nerf facial ; les deux nerfs se séparent au fond du conduit, l'un, le facial, pour pénétrer dans l'aqueduc de Fallope, l'autre, l'acoustique, passe à travers une série de petits pertuis osseux pour gagner, soit le vestibule (*branche vestibulaire*), soit la cochlée (*branche cochléaire*).

Le *labyrinthe membraneux* est la reproduction exacte du *labyrinthe osseux* ; il est rempli de liquide (*humeur de Cotugno*) et sert de support aux filets nerveux sensitifs spéciaux. Il est nettement distinct du périoste qui tapisse la face interne du dédale labyrinthique dont il est même séparé par une couche liquide (*périlymphe*).

Les vaisseaux de l'oreille interne proviennent de l'artère auditive interne, branche de la basilaire ou de la cérébelleuse antérieure. — La nutrition de cette partie de l'oreille relève donc du système de la sous-clavière. — Il n'existe pas d'anastomoses constantes entre le système vasculaire de la caisse et celui du labyrinthe (1) — Le tissu osseux du rocher dans lequel est plongée l'oreille interne reçoit ses vaisseaux de l'artère méningée moyenne ; — le développement du labyrinthe est entièrement individuel ; son ossification est indépendante de celle du rocher.

Le nerf auditif naît du plancher du 4e ventricule ; — le nerf

(1) Arnold a figuré dans ses planches une anastomose entre les vaisseaux de la caisse et ceux de l'oreille interne (*Icones organorum sensuum*, fasc. II, tab. VI, fig. 15). — Gerlach admet l'existence de ces anastomoses (*Rech. microg.*, p. 63.) — *Voy.* aussi Troltsch, *Anat. de l'oreille*, p. 144.

facial l'accompagne jusqu'au fond du conduit auditif interne qui lui-même est partout revêtu par un prolongement des méninges.

II. Physiologie. — La présence de l'humeur de Cotugno dans l'oreille est indispensable pour la perception des sons aériens; ceux-ci recueillis par la membrane du tympan sont transmis par les osselets au liquide labyrinthique dont les ondulations impressionnent d'une *façon spéciale* les filets terminaux du nerf auditif étalés dans la cochlée et le vestibule. — L'excès de pression transmis par la base de l'étrier et qui, se répartissant dans toute la masse du liquide de Cotugno, pourrait produire un effet nuisible sur la rétine auditive, est annihilé ou au moins fort atténué par la présence sur un point de la paroi rigide du labyrinthe osseux, d'une membrane élastique (le tympan secondaire) sur laquelle porte tout l'effort et qui, en cédant, augmente momentanément la capacité du labyrinthe (Auzoux) (1).

D'après Flourens, la partie la plus essentielle à la fonction auditive est l'expansion nerveuse du vestibule. — L'importance du limaçon est beaucoup moindre puisqu'il manque dans des classes entières d'animaux.

Les canaux demi-circulaires sont considérés par J. Muller comme n'ayant d'autre fonction que d'accroître un peu l'intensité et la résonnance des sons.

Flourens, Brown-Séquard, Vulpian ont établi que la lésion simultanée des canaux demi-circulaires des deux côtés, donne lieu à des mouvements en avant, en arrière ou de culbute, suivant la disposition des canaux lésés; si la lésion est unilatérale, il y a propulsion à marcher du côté lésé.

Le limaçon, par sa forme singulière, a vivement attiré l'attention des physiologistes; d'après J. Muller la raison de la disposition qu'il affecte serait d'étaler les filets nerveux spéciaux sur une lame solide, en rapport d'une part avec les os du crâne, ce qui permet la transmission des sons solidiens, — et d'autre part

(1) La fenêtre ronde manque dans quelques espèces animales. La fenêtre ovale est constante.

avec le liquide labyrinthique, ce qui facilite la transmission des sons qui pénètrent dans l'oreille par la voie tympanique, enfin la forme hélicoïde du limaçon fournit à l'expansion nerveuse la plus grande surface possible dans un espace très-restreint (1).

La durée de la perception auditive a été déterminée par Savart qui l'évaluait à un peu plus d'un dixième de seconde (2).

M. Docq (3), par d'ingénieuses expériences, a établi que la quantité du son transmise aux nerfs acoustiques par les parois du crâne, n'excède pas le centième de celle qui entre par les conduits auditifs.

Le même expérimentateur a cherché à établir la courbe représentant les variations du son perçu par une seule oreille, lorsque, sans changer sensiblement la distance au corps sonore, l'observateur exécute une révolution entière sur lui-même : « C'est une courbe polaire, dont l'oreille occupe le pôle; elle a « une forme analogue à celle d'un cœur, mais ses deux moitiés « ne sont pas symétriques par rapport à la droite qui figure la « direction du son ; le sommet de la partie rentrante, et consé- « quemment le minimum de son perçu, correspond, comme on « devait s'y attendre, à une demi-révolution. Enfin la courbe « varie plus ou moins avec l'intensité du son produit et avec la « distance de l'observateur : elle paraît converger vers une « circonférence de cercle à mesure que le son devient plus fort; « quand au contraire le son devient très-faible, le sommet de « la partie rentrante du cœur tend à se transformer en un « point de rebroussement situé au pôle même (4). »

(1) Longet, *Physiologie*, 2e édit., 1860, t. II, p. 128. — On connaît la théorie de Lecat sur l'usage du limaçon; selon cet auteur, la lame spirale étant triangulaire et allant en diminuant de la base au sommet du limaçon, représente la disposition des cordes d'un clavecin; les cordes inférieures, étant les plus longues, vibrent pour les sons graves; les cordes supérieures, plus courtes, vibrent pour les sons aigus.

(2) Longet, *loc. cit.*, p. 129.

(3) *Revue des cours scientif.*, 1868, p. 280.—Fonction collective des deux organes de l'ouïe.— Expériences de M. Docq.

(4) Expériences de M. Docq, *loc. cit.*

M. Docq paraît admettre, qu'entre certaines limites, les sensations sont sensiblement proportionnelles aux causes physiques qui les produisent; de telle sorte que la courbe décrite ci-dessus serait celle des sensations sonores; ce qui est loin d'être démontré (Plateau).

Quant au « pouvoir auditif des deux organes auditifs fonc« tionnant collectivement, il est plus que double du pouvoir « d'un organe excité à l'exclusion de l'autre (1). »

L'irritation du nerf acoustique peut produire par action réflexe des convulsions, des vertiges, divers symptômes de troubles des fonctions encéphaliques (2).

L'action reflexe agit sans doute sur le système vasculaire du cerveau, d'où anémie cérébrale, vertiges, nausées, défaillances, etc. (3).

III. **Déductions pratiques.** — L'exploration directe de l'oreille interne est chose impossible sur le vivant. Nous ne possédons pas, dit Tröltsch, de données diagnostiques sur les affections du labyrinthe ; nous devons nous borner le plus souvent à établir un diagnostic probable, en procédant par exclusion et en nous basant sur des données générales (4), cependant, on peut dans quelques cas, grâce aux connaissances physiologiques, soupçonner l'existence de certaines affections du labyrinthe.

La chute de l'étrier, entraînant la perte du liquide de cotugno, produit une surdité incurable ; la conséquence de la perforation du tympan secondaire est toute semblable.

Les affections inflammatoires de la caisse du tympan, peuvent très-facilement se propager au labyrinthe, soit par l'une des deux fenêtres, soit par un pertuis dans la paroi qui sépare ces deux cavités, pertuis qui se produit à la suite de la carie, spontanément ou par le fait d'une exploration intempestive à l'aide du stylet.

(1) *Ibid.*
(2) Brown-Sequard, *Leçons sur le système nerveux*, 1860, p. 195 et suiv.
(3) Trousseau, *Clin. de l'Hôtel-Dieu*, t. III, p. 16.
(4) *Loc. cit.*, p. 139.

La carie peut parfois atteindre tout l'os pétreux et laisser le labyrinthe intact ainsi que la fonction auditive, ce qui s'explique par l'indépendance vasculaire de ces deux parties; l'inverse peut aussi se rencontrer pour la même raison, et le labyrinthe se nécroser et se détacher du rocher sans que ce dernier soit autrement malade (1).

Toutes les fois qu'avec la surdité on rencontre des phénomènes cérébraux tels que nausées, défaillances, vertiges, tendance à marcher plutôt d'un côté que de l'autre, il faut songer à une lésion des canaux demi-circulaires (2). Il faut aussi se souvenir que la congestion labyrinthique et l'inflammation de cet appareil peuvent parfois simuler la méningite.

La lamelle osseuse mince et criblée de trous qui forme le fond du conduit auditif interne est en rapport immédiat avec les méninges qui accompagnent le nerf acoustique jusqu'à son entrée dans le labyrinthe; c'est par cette voie que l'otite interne gagne souvent les membranes du cerveau et devient le point de départ d'une méningite; cette disposition explique également l'écoulement séreux qui accompagne d'ordinaire les fractures de la base du crâne passant par le rocher; quelques faits rapportés par divers auteurs semblent prouver que le liquide qui s'écoule ainsi n'est pas toujours exclusivement le liquide encéphalo-rachidien; telle est l'opinion de Robert et de Marjolin à laquelle l'observation de Fédi vient prêter son appui (3) et qui tend à prouver que ce suintement séreux peut provenir de l'eau du labyrinthe.

(1) Hyrtl, *Nat. hist. review*, et *Gaz. méd. de Lyon*, sept. 1863. — *Voy.* aussi *Bull. gen. de thérap.*, 1863, t. LXV, p. 521. — Troltsch, *Anat. de l'oreille*, p. 141.

(2) Ménière, *Mém.* lu à l'Acad. de méd., 1861. — Burggraeve, *Gaz. méd. de Paris*, 1842, et *Ann. et Bull. de la Soc. de méd. de Gand*, 1841. — Hilairet, *Comptes rendus de la Soc. de biologie*, 3e série, t. III, 1861, p. 148. — Triquet, *Leçons cliniques*, 1863, p. 113. — Trousseau, *Clin. de l'Hôtel-Dieu*, t. III, p. 14 et suiv.

(3) *Canstatt's Jahresbericht von* 1858. — *Bardeleben's chirurg. referat.*, p. 65. — In Troltsch, *Anat. de l'oreille*, p. 147.

On rencontre chez un grand nombre de personnes des dépôts calcaires dans la périoste du conduit auditif interne; ces dépôts sont plus fréquents et plus abondants chez les gens âgés et à la longue leur accumulation peut amener une lésion de l'ouïe (1).

Les affections primitives du labyrinthe doivent être rares; quant aux affections secondaires elles peuvent provenir de la caisse, et ce cas est fréquent; mais elles peuvent aussi dépendre d'altérations du cerveau et d'affections de l'intérieur de la boîte du crâne.

(1) A. Bottcher, *Arch. de Virchow*, t. XII, p. 104. — Troltsch, *loc. cit.*, p. 148.

PARIS. — IMP. VICTOR GOUPY, RUE GARANCIÈRE, 5.

EXTRAIT

DU CATALOGUE DES LIVRES QUI SE TROUVENT CHEZ

LEFRANÇOIS, libraire,

9 ET 10, RUE CASIMIR-DELAVIGNE (PLACE DE L'ODÉON)

ATTIMONT. — **Considérations sur les résultats de la Paracentèse** dans la pleurésie purulente. 1 vol. in-8, 1869. 2 fr. 50.

BEZARD. — **Recherches sur l'Emphysème traumatique** consécutif aux fractures des côtes. 1 vol. in-8, 1868. 2 fr. 50.

BERNARD (Cl.) et HUETTE. — **Atlas de médecine opératoire et d'anatomie chirurgicale.** 1 vol. de 113 planches. 1866, relié figures noires. 20 fr.
— Le même, figures coloriées. 40 fr.

BARTHEZ et RILLIET. — **Maladies des enfants.** 3 vol. 21 fr.

BERNUTZ et GOUPIL. — **Clinique médicale**, sur les maladies des femmes. 2 vol. 15 fr.

BONAMY, BROCA et BEAU. — **Atlas d'anatomie du corps humain.** 4 vol in-4°. 100 fr.

BOUCHARD. — **Des fractures de la rotule**, compliquées d'ouverture de l'articulation tibio-fémorale et de leur traitement. 1868. In-8° de 92 pages, 1868. 2 fr. 50

BOUCHARDAT. — **Formulaire magistral.** 1 vol. in-18. 3 fr.
— **Manuel de matière médicale.** 2 vol. gd. in-18 12 fr.

BOUCHUT. — **Traité pratique des maladies des nouveaux-nés** 1862. 1 vol. in-8°. 8 fr.
— Le même 1867. 12 fr.
— **Nouveaux éléments de pathologie générale et de séméiologie.** 1 vol. 1857. 6 fr.
— Le même 1869. 15 fr.

BOUILLAUD. — **Clinique médicale.** 3 vol. in-8° 10 fr.
— **Traité clinique du rhumatisme articulaire.** 1 vol. 5 fr.
— **Essai sur la philosophie médicale.** 1 vol. in-8° 4 fr.
— **Traité clinique des fièvres essentielles.** 1 vol. in-8° 3 fr.

BRIAND et CHAUDÉ. — **Manuel de médecine légale.** 1 vol. gr. in-8°. 12 fr.

BRIGHT. — **Des tumeurs situées à la base du cerveau et des maladies organiques de l'encéphale**, traduit par le Dr HILLAIRET, brochure in-8° de 32 pages. 1861. 50 c.

BURGGRAEVE, professeur à l'Université de Gand. — **Chirurgie théorique et pratique**, comprenant la pathologie chirurgicale générale, descriptive, topographique, les pansements et les opérations, la clinique chirurgicale avec des tableaux synoptiques, l'histoire des maladies. 1 vol. grand in-8° de 502 pages, le portrait de l'auteur, et 8 planches gravées. 1860. 5 fr.

— **Les appareils ouatés**, ou nouveau système de déligation pour les fractures, les entorses, les luxations, les contusions, les arthropathies, etc. 1 vol. in-folio, comprenant 20 planches gravées et un splendide portrait de l'auteur. Au lieu de 150 fr., net. 35 fr.

BUREAUD-RIOFREY. — **Du Choléra**; moyens préservatifs et curatifs, nouvelle édition. 1865. 1 vol. grand in-18. 1 fr. 50

CAVASSE. — **De la Pneumonie interstitielle du sommet des poumons chez les vieillards.** In-8°, avec planches. 1868. 1 fr. 50

CASSOULET. — **De la paralysie du nerf moteur oculaire commun.** 1 vol. in-8° de 128 pages. 1869. 2 fr. 50

CAZEAUX. — **Traité pratique de l'art des accouchements.** 1 vol. in-8°. 12 fr.

COLAS. — **De la Contracture essentielle des extrémités**, et de ses rapports avec le rhumatisme. In-8°, de 127 pages. 1868. 3 fr.

CHEVILLION. — **Étude générale sur la Dégénérescence**, dite amyloïde. 1 vol. in-8°. 1868. 2 fr. 50

COSTE. — **Manuel de Dissection**, ou éléments d'anatomie générale, descriptive et topographique. Paris, in-8° de 700 p. 1 fr. 25

COTARD. — **Étude sur l'Atrophie partielle du Cerveau.** 1 vol. in-8°, de 105 pages et deux belles planches lithographiées, 1868. 3 fr.

COUSIN (A.). — **Études otiatriques. Traitement des maladies de l'oreille**, 2e édition, précédée d'une étude sur l'anatomie et la physiologie de l'oreille, envisagée au point de vue de leurs applications pratiques et suivie d'une méthode complète d'otoscopie, 1 vol. in-12 de LIX-212 pages avec figures intercalées dans le texte, cartonné. 1870. 3 fr. 50

— **Introduction à l'étude des maladies de l'oreille**, comprenant l'anatomie et la physiologie de l'oreille, envisagée au point de vue pratique, 1 vol. in-12. 1870, prix broché 1 fr. 25

COLLONGUES. — **Traité de Dynamoscopie**, ou appréciations de la nature et de la gravité des maladies par l'auscultation des doigts. 1 vol. grand in-8° de XVI-375 pages. 75 c.

CORDES. — **Traitement des accidents nerveux de la grossesse** par le bromure de potassium. 1 vol. in-8° de 40 pages. 1869. 1 fr.

DE LIGNEROLLES. — **Recherches sur la région de l'Ombilic et les fistules ombilicales.** 1 volume in-8° de 112 pages. 1869. 2 fr. 50

DELPECH. — **Chirurgie clinique de Montpellier.** 2 vol. in-4° et atlas, 1828. 12 fr.

DEVAL. — Professeur de clinique opthalmologique, membre des Académies de médecine de Madrid, de Naples, de Marseille, de Poitiers, etc., etc. **Traité théorique et pratique des maladies des yeux,** avec 44 figures dans le texte, et 12 planches dont 6 coloriées représentant les principales altérations constatables à l'ophthalmoscope, l'échelle d'E. Jæger, destinée à l'épreuve de la vue. 1 beau vol. grand in-8° de 1056 pages. 12 fr.

— **Dictionnaire encyclopédique des Sciences médicales** chaque volume séparé au choix avec remise. (Dechambre.)

— **de médecine et de chirurgie pratiques**, chaque volume séparé avec remise. (Jaccoud.)

ERAM (Paul), médecin des hôpitaux. — **Considérations pratiques sur l'art des Accouchements**, comprenant en outre une étude historique sur l'état de cette science en Orient, avec les indications thérapeutiques, et les soins à donner à la femme pendant la grossesse et après l'accouchement. 1 vol. grand in-8° de 430 pages. 1860. 1 fr. 50

EDWARDS. — **Cours élémentaire de zoologie** 1 vol. in-12. 5 fr.

FOLLIN. — **Traité élémentaire de pathologie externe.** 4 vol. en cours de publication.

FORT. Professeur d'anatomie. — **Anatomie descriptives et dissection**, contenant un précis d'embryologie, la structure microscopique des organes et celle des tissus. 3 vol. in-12, 2me édition avec 672 figures. 20 fr.

— **Traité élémentaire d'histologie.** 1 vol. in-8. 4 f. 50

GADAUD. — **Étude sur le nystagmus**, 1 vol. in-8° de 158 pages. 1869. 3 fr.

Gazette hebdomadaire, publiée par le Dr DECHAMBRE, 1854-67. 14 vol. cartonnés. 175 fr.

GENDRIN. — **Traité philosophique de médecine pratique.** 1838-43. 3 vol. in-8°. 10 fr.

GRILLOT. — **De l'uréthrotomie externe sans conducteur.** 1 vol. gd in-8°. 116 pages. 1868. 2 fr.

GRISOLLE. — **Pathologie interne.** 2 vol. 15 fr.

GRÉHANT. — **Manuel de physique médicale.** 1869, 1 volume grand in-18 de 650 p. avec 469 figures intercalées dans le texte. 6 fr.

HAMY. — **De l'os intermaxillaire de l'homme**; avec deux belles planches lithographiées. 1 vol. grand in-8°. 1868. 3 fr.

HIRSCHFELD. — **Traité et iconographie du système nerveux.** 1 vol. et atlas de 92 planches. 50 fr.

HULLIN. — **Mémoire de médecine et de chirurgie pratiques.** 1 vol. in-8°. 1862. 4 fr.

JAMAIN. — **Traité élémentaire d'anatomie.** in-12. 8 fr.

— **Manuel de petite chirurgie.** in-12. 6 fr.

— **Manuel de pathologie et de clinique chirurgicales.** 2 v. in-12. 12 fr.

JULLIEN. — **Étude sur la nicotine.** 1 vol. in-8°. 1868. 2 fr.

LASSALAS. — **Traitement du cancer du col de l'utérus**, in-8°. 1869, 70 pages. 2 fr.

LÉVY. — **Traité d'hygiène publique et privée.** 2 volumes in-8° 17 fr.

LIÉGEOIS. — **Traité de physiologie.** 1 vol. 6 fr.

LONGET. — **Traité de physiologie.** 2 vol. 15 fr.

— Le même, nouvelle édition, 3 vol. 30 fr.

LORDAT. — **Traité des hémorrhagies.** 1 vol. 1808 7 fr.

— **Exposition de la doctrine médicale de P.-J. Barthez.** 1 vol. 1818. 8 fr.

— **De la perpétuité de la médecine ou principes fondamentaux de cette science.** 1 vol. 1837. 10 fr.

— **Ébauche d'un traité complet de physiologie.** 1 volume. 1841. 2 fr. 50

— **Preuve de l'Insénescence du sens intime de l'homme et application de cette vérité.** 1 vol. 1844. 14 fr.

— **Rappel des principes doctrinaux de la constitution de l'homme.** 1 vol. 1857. 9 fr.

— **Deux leçons de physiologie.** 1 vol. in-8°. 1833. 2 fr.

MASSE. — **Atlas d'anatomie du corps humain.** 1 vol. grand in-18 relié, 113 planches. 15 fr.

— Le même, figures coloriées. 28 fr.

MENVILLE. — **Histoire médicale et philosophique** de la femme. 3 vol. in-8°, 2e édition. 1858. 7 fr.

MIALHE. — **Chimie** appliquée à la physiologie et à la thérapeutique. 1 vol. in-8°. 1856. 6 fr.

MONNERET. — **Pathologie générale.** 4 vol. 20 fr.

MUNARET. — **Le médecin des villes et des campagnes.** 4 fr.

MEUVRET. — **Philosophie contemporaine**, dialogue entre Pierre et Paul sur une nouvelle division des sciences. Grand in-18 de 43 pages. 1868. 50 c.

NÉLATON. — **Pathologie chirurgicale.** 5 vol. 25 fr.

— Le même, nouvelle édition, t. I, II. 18 fr.

NIEMEYER. — **Pathologie interne.** 2 vol. in-8°. 12 r.

PAJOT, professeur à la Faculté de médecine de Paris. — **Tableaux complets de l'art des accouchements**, divisés en quatre parties sur une feuille in-4° petit texte. 2 fr.

PAYEN. — **Précis de Chimie.** 2 vol. 1867. 20 fr.

PENARD. — **Guide de l'accoucheur** et des sages-femmes. 1 vol. in-18. 3 fr. 50

PELOUZE et FREMY. — **Traité de chimie générale.** 7 vol. 75 fr.

RACLE. — **Traité de diagnostic médical.** 1 vol. in-12. 5 fr.

RICHARD. — **Nouveaux éléments de botanique.** 1 vol. 5 fr.

RICHET. — **Traité élémentaire d'anatomie chirurgicale.** 1 vol. in-8° 13 fr.

RICORD. — **Traité des maladies vénériennes.** 1 vol. 5 fr.

ROBIN. — **Leçons sur les humeurs.** 1 vol. in-8° 12 fr.

ROLLET. — **Recherches** cliniques et expérimentales sur la **Syphilis**, le **Chancre simple** et la **Blennorrhagie**, en un mot, un Traité de maladies vénériennes, contenant : Principes nouveaux d'hygiène, de médecine légale et de thérapeutique, appliqués à ces maladies; par J. Rollet, chirurgien en chef de l'hospice de l'Antiquaille de Lyon (hôpital des vénériens). 1 beau volume de plus de 600 pages, accompagné de 20 figures, dont 10 retouchées au pinceau avec le plus grand soin. Cartonné. 1869. 8 fr.

ROSTAN. — **Cours de médecine clinique.** 3 vol. 10 fr.

SAPPEY. — **Anatomie descriptive.** Le fascicule. 2 fr.

SCHNEPP. — **De la transmissibilité et de l'importabilité** de la fièvre jaune. in-8° 25 c.

SÉDILLOT. — **Médecine opératoire.** 2 vol. gd in-8°. 15 fr.

SÉMANAS. — **Doctrine pathogénique**, fondée sur le digénisme phlegmasi-toxique et ses composés morbides. 1 volume in-8°. 1858. 1 fr. 25

SOUBEYRAN. — **Traité de pharmacie.** 2 vol. 1863. 10 fr.
— Le même. 1869. 15 fr.

SPRENGEL. — **Histoire de la médecine.** 9 vol. 40 fr.

STRAUS-DURCKEIM. — **Théologie de la nature**, par le Dr Hercule Straus-Durckeim, 3 beaux vol. in-8° de 700 à 800 pages de texte chacun, et 5 planches gravées, représentant divers sujets d'histoire naturelle. Au lieu de 22 fr., net 6 fr.

TARDIEU. — **Manuel de pathologie interne.** 6 fr.

TARDIEU. — **Étude sur les attentats aux mœurs.** 1 vol 3 fr. 50.
— **Étude sur l'avortement.** 1 vol. 3 fr. 50

THIVET. — **Traité complet de bandages.** 1 volume avec 99 planches. 8 fr.

Trésor de l'Étudiant en médecine ou le secret des examens, seul vrai questionnaire, suivi de réponses exactes et complètes au nombre de 667 : anatomie, physiologie ; 1864. 1 vol. in-32 de 168 pages. 1 fr. 25

— **Deuxième partie,** pathologie interne et externe, 920 question et réponses ; 1865. 1 vol. in-32. 1 fr. 25

TROUSSEAU. — **Clinique de l'Hôtel-Dieu de Paris.** 3 v. 25 fr.

— **Traité de thérapeutique.** 2 vol. 12 fr.

VALLEIX. — **Guide du médecin praticien.** 5 vol. in-8° 40 fr.

VERRIER. — **Manuel de l'art des accouchements.** 1 volume in-18. 5 fr.

VIDAL de CASSIS. — **Traité de pathologie externe.** 5 vol. 30 fr.

VULPIAN. — **Traité de physiologie.** 1 vol. 8 fr.

WOILLEZ. — **Dictionnaire de diagnostic.** 1 vol. 9 fr.

WURTZ. — **Traité de chimie médicale.** 2 vol. 13 fr.

— **Leçons élémentaires de chimie moderne.** 1 vol. in-18. 6 fr.

On trouve à la même librairie tous les ouvrages nouveaux neufs et d'occasion.

OUVRAGES EN PETIT NOMBRE.

ACADÉMIE DE MÉDECINE. — **Mémoires,** 26 vol. reliés, 1re partie du tome XXVII, broché, 1828 à 65. 100 fr.

ALQUIÉ, — **Clinique chirurgicale.** 1852. 4 fr.

AMMON. — **Histoire du développement de l'œil humain,** 1 vol. 12 planches. 3 fr.

ANDRAL. — **Anatomie pathologique.** 3 vol. 8 fr.

— **Cours de pathologie interne.** 3 vol. 1848. 8 fr.

ARNAL ET MARTIN. — **Mémoire sur l'amputation sus-malléolaire.** in-4°. 1843. 1 fr.

ARRÉAT. — **Éléments de philosophie médicale.** 1 vol. in-8°. 1858. 4 fr.

AUBER. — **Traité de la science médicale.** 1 vol. 1853. 4 fr.

BARBIER. — **Traité élémentaire de matière médicale.** 3 vol. 1837. 5 fr.

BARRIER. — **Traité pratique des maladies de l'enfance.** 3 vol. 1861. 5 fr.

BENNET. — **Traité pratique de l'inflammation de l'utérus.** 1 vol. 1864. 7 fr.

BERGERET. — **Des fraudes dans l'accomplissement des fonctions génératrices, dangers et inconvénients pour les individus.** 2 fr.

BLANDIN. — **Anatomie topographique.** 1 vol. et atlas. 10 fr.

— le texte seul, 1 vol. 5 fr.

BLATIN et NIVET. — **Maladies des femmes.** 1 vol. 1842. 4 fr.

BONNET. — **Traité des sections tendineuses.** 1 vol. et atlas. 1841. 4 fr.

CHAUBARD. — **L'univers expliqué par la révélation.** 1 vol. in-8°. 1 fr. 25

Code administratif des hôpitaux. 3 vol. in-4°. 15 fr.

CULLERIER. — **Précis iconographique des maladies vénériennes.** 72 planches coloriées. 35 fr.

DELARIVE. — **Traité d'électricité.** 3 vol. 1857. 15 fr.

DESLANDES. — **De l'onanisme et des abus vénériens.** 1 vol. in-8°. 5 fr.

DEVAL. — **Traité de l'amaurose.** 1 vol. 2 fr.

— **Traité des maladies des yeux.** 1 vol. 9 fr.

DORVAULT. — **Répertoire de pharmacie pratique.** 1 vol. 13 fr.

DUBOIS. — **Traité de pathologie générale.** 2 vol. 3 fr.

— **Histoire du magnétisme animal.** 1 vol. in-8°. 2 fr.

DUCHARTRE. — **Éléments de botanique.** 1 vol. in-8°, cartonné. 15 fr.

FABRE. — **Dictionnaire des dictionnaires de médecine,** 9 vol. 15 fr.

FRANCK. — **Traité de médecine pratique.** 2 vol. in-4°. 10 fr.

GOFFRES. — **Précis iconographique des bandages, appareils et pansements.** 1 vol. 15 fr.

GUBLER. — **Commentaires thérapeutiques du Codex.** 1 vol. 10 fr.

GUÉRIN. — **Éléments de chirurgie opératoire.** 1 vol. 6 fr.

KOLLIKER. — **Éléments d'histologie.** 1 vol. 10 fr.

LAENNEC. — **De l'auscultation médicale.** 3 vol. 1837. 25 fr.

LISLE. — **Du suicide.** 1 vol. 3 fr.

LITTRÉ et ROBIN. — **Dictionnaire de médecine et de chirurgie.** 1 vol. 15 fr.

MAGENDIE. — **Physiologie.** 2 vol. 1836. 4 fr.

MAYER. — **Des rapports conjugaux.** 1 vol. in-18. 2 fr. 50

MOREAU. **Traité pratique des accouchements.** 2 vol. in-8°, brochés. 10 fr.

— **L'Atlas noir**, cartonné. 16 fr.

— **L'Atlas noir**, colorié. 30 fr.

MOREL. — **Traité élémentaire d'histologie**, 1 vol. avec 28 planches. 4 fr.

REGNARD. — **Essais d'histoire et de critiques scientifiques.** 1 vol. 2 fr.

ROLLET. — **Syphilis, chancre, blennorrhagie**, etc. 1 vol., texte seul. 2 fr. 50.

ROUBAUD. — **De l'impuissance et de la stérilité.** 2 vol. 7 fr.

VIRCHOW. — **Pathologie cellulaire.** 1 vol. in-8°. 6 fr. 50

APPERT. — **Bagnes, prisons et criminels**, 4 vol. reliés en 1836. 5 fr.

BÉRANGER. — **Chansons**, 1 vol. grand in-8 illustré. 6 fr.

BERTHOUD. — **La Cassette des sept amis**, 1 vol. grand in-8, 10 fr., net 7 fr.

BESCHERELLE. — **Dictionnaire universel de la langue française**, 2 vol. in-4. Reliés, 60 fr., net 38 fr.

— Le même, broché, 50 fr., net 31 fr.

BUFFON. — **OEuvres**, 12 vol., avec notes de Flourens. 60 fr.

— **Dictionnaire de l'Académie française**, 2 vol. reliés. 18 fr.

DUMONT DURVILLE. — **Voyage autour du monde**, 2 vol. avec fig., reliés. 22 fr.

DUPINEY DE VOREPIERRE. — **Dictionnaire universel illustré de la langue française**, 4 vol. in-4. 45 fr.

ESQUIROS. — **Fastes populaires des peuples**, 4 vol. reliés avec gravures. 8 fr.

GRÉHANT. — **La France maritime**, 4 vol. 20 fr.

HENRI MARTIN. — **Histoire de France**, 17 vol., 85 fr., net 60 fr.

HUGO (Victor). — **OEuvres**, 20 vol. in-8. 60 fr.

J. JANIN. — **La Bretagne**, 1 vol. relié. 10 fr.

— **La Normandie**, 1 vol. relié. 10 fr.

MICHELET. — **Révolution**, 7 vol. 15 fr.

— **Histoire de France**, 6 vol. 25 fr.

POITEVIN. — **Dictionnaire de la langue française**, 2 vol. in-4, relié. 25 fr.

THIERS. — **Histoire du Consulat et de l'Empire**, 20 vol. 70 fr.

— **Histoire de la Révolution française**, 10 vol. in-8. 40 fr.

VAULABELLE. — **Histoire de la Restauration**, 8 vol. in-8. 22 fr.

Commission en librairie.

PARIS. — IMP. DE V. GOUPY, RUE GARANCIÈRE, 5.

ON TROUVE A [illegible] LIBRAIRIE

[illegible]. — **Considérations sur les résultats [illegible] centèse** dans la pleurésie purulente. 1 vol. in-8, 1869. 2 fr. 50.

BEZARD. — **Recherches sur l'Emphysème traumatique** consécutif aux fractures des côtes. 1 vol. in-8, 1868. [illegible] fr. 50.

BERNARD (Cl.) et HUETTE. — **Atlas de médecine opératoire et d'anatomie chirurgicale.** 1 vol. de 113 planches. 1866, relié figures noires. 20 fr.
— Le même, figures coloriées. 40 fr.

BARTHEZ et RILLIET. — **Maladies des enfants.** 3 vol. 21 fr.

BERNUTZ et GOUPIL. — **Clinique médicale,** sur les maladies des femmes. 2 vol. 15 fr.

BONAMY, BROCA et BEAU. — **Atlas d'anatomie du corps humain.** 4 vol in-4°. 100 fr.

BOUCHARD. — **Des fractures de la rotule,** compliquées d'ouverture de l'articulation tibio-fémorale et de leur traitement. 1868. In-8° de 92 pages, 1868. 2 fr. 50

BOUCHARDAT. — **Formulaire magistral.** 1 vol. in-18. 3 fr.
— **Manuel de matière médicale.** 2 vol. gd. in-18 1[illegible] fr.

BOUCHUT. — **Traité pratique des maladies des nouveau-nés** 1862 1 vol. in-8°. 8 fr.
— Le même 1867. 12 fr.
— **Nouveaux éléments de pathologie générale et de séméiologie.** 1 vol. 1857. 6 fr.
— Le même 1869. 15 fr.

BOUILLAUD. — **Clinique médicale.** 3 vol. in-8° 10 fr.
— **Traité clinique du rhumatisme articulaire.** 1 vol. 3 fr.
— **Essai sur la philosophie médicale.** 1 vol. in-8° [illegible] fr.
— **Traité clinique des fièvres essentielles.** 1 vol. in-8° [illegible] fr.

BRIAND et CHAUDÉ. — **Manuel de médecine légale.** 1 vol. in-8°. 1[illegible] fr.

BRIGHT. — **Des tumeurs situées à la base du cerveau et des maladies organiques de l'encéphale,** traduit par le Dr HILLAIRET, brochure in-8° de 32 pages. 1861. 50 c.

BURGGRAEVE, professeur à l'Université de Gand. — **Chirurgie théorique et pratique,** comprenant la pathologie chirurgicale générale, descriptive, topographique, les pansements et les opérations, la clinique chirurgicale avec des tableaux synoptiques [illegible] maladies. 1 vol. grand in-8° de 502 pages, le portrait de l'auteur et 8 planches gravées. 1860. [illegible]
— **Les appareils ouatés,** ou nouveau système de déligation pour les fractures, les entorses, les luxations, les contusions, les [illegible] pathies, etc. 1 vol. in-folio, comprenant 20 planches gravées et splendide portrait de l'auteur. Au lieu de 150 fr., net [illegible]

BUREAUD-RIOFREY. — **Du Choléra ;** moyens préservatifs et curatifs, nouvelle édition. 1865. 1 vol. grand in-18. 1 fr.

PARIS. — IMP. DE V. GOUPY, RUE GARANCIÈRE, 5.

www.ingramcontent.com/pod-product-compliance
Ingram Content Group UK Ltd.
Pitfield, Milton Keynes, MK11 3LW, UK
UKHW020344250726
13967UKWH00005B/2106